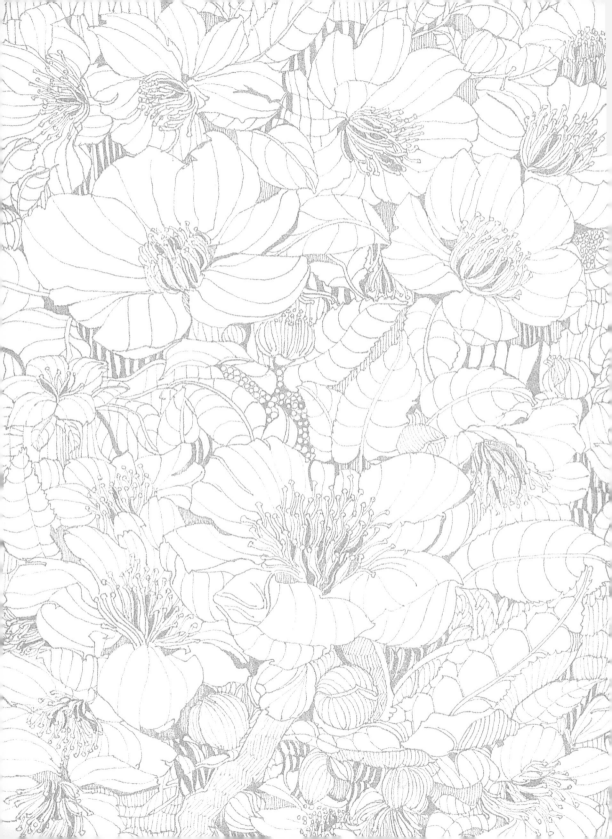

情绪芳疗

精油助你摆脱负能量

郑雅文（Vivian）/ 著

廖增翰 / 插画

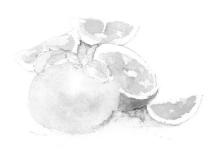

中国轻工业出版社

序

　　总爱在回复信件之际，写上顺心如意的祝福，顺心如意看似朴实，却是现代人最需要用来守护心情且善待自己的要诀，然而顺己心或者顺他心就有了不同的解读与差异！随着成长，我们不免接收、复制也同步学习着，接收从四面八方传递而来的信息，复制周围的生活形式，不断学习适应，好让自己在栖息之处拥有得以容身的一方天地。

　　一路走来莫论酸甜苦辣，皆是塑造当下自我的佐料，揽镜自照、你看见了什么？除了岁月的痕迹，是否有着儿时登高攀爬摔落烙下的疤痕？有着因长期单侧咀嚼而略显歪斜的轮廓？或因精神耗损呈现出的双眼无神？还是曝晒于烈日而悄然生成的色斑？或近日辗转难眠所附带的暗沉眼圈？曾几何时容貌神情已悄悄改变，你有多久没有好好关注自己？看看自己当下的模样？岁月刻画的不仅只是容颜外貌，它将隐身于眼眸深处、隐藏在躯干四肢，更深埋于五脏六腑，左右着你的心情也牵扯震荡着情绪。情绪的起源往往不仅生发于己，更多源自人生的牵绊与情感的索求，当应对失衡、情绪掀起波澜，唯有自我觉察得以厘清现况并跨越心绪的鸿沟，让花草的力量给予你支持，引导你透析自我并拨开迷障，享受温暖疗心的香气时光。

黛田国际芳疗学苑、青禾芳香按摩学苑 校长

郑雅文　Vivian

目录

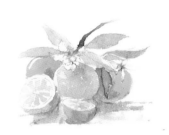

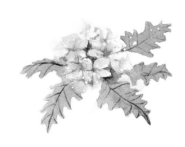

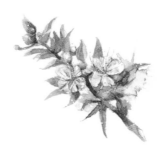
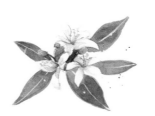
第三章 ◆ 来自家庭的情绪

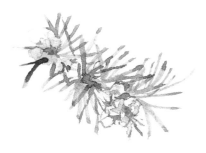

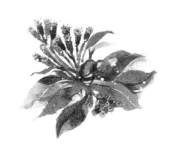

第五章 ◆ 来自另一半的情绪

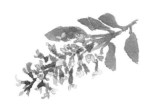

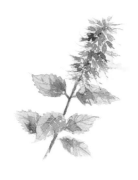

第六章 ◆ 抚慰情绪的芳疗配方

【芳疗．小手作】

附录 ◆ 适用于情绪芳疗的植物介绍

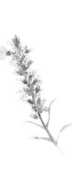

第一章

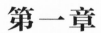

了解情绪这回事

Emotion & Aromatherapy

想解决或面对情绪的问题，不妨先了解一下情绪的起源，包含它如何形成、从何而来，以自我觉察的方式，更细腻地读懂内心的小声音，对情绪起伏保持敏锐。

你了解自己的情绪吗?

你可曾记得孩童时期,那说哭就哭、说笑就笑的纯真与自在,所有的情绪会通过脸部的表情、声音的表达与肢体的传递,毫无隐藏地对外陈述。当年岁渐长,我们受环境的滋养灌溉,情绪的种种表现会随着经验而累积外显或日益收敛,抑或越显张狂,我们在一次次的尝试中学习,并逐渐调整以符合环境需求,渐渐地我们懂得分离情绪与外在显现,或者说是隐藏表现以掩盖真实情绪,如此转变是成长的轨迹,我们会为了顺应生存而塑造外在显露的形象,也刻意忽略内在的真实感受。久而久之,笑容的背后代表的不是喜悦,愤怒的表现只为了深埋内心的恐惧,此时就该好好透析以厘清情绪表征,重新启动生而为人的原始本能,找回最真实且舒适的自己。

现代心理学家认为外显情绪皆是由数种不同的基本情绪所细分演化,心理学家艾克曼(Paul Ekman)提出的情绪间段理论(Discrete Theories of Emotion)中则提到六种基本情绪(Basic Emotion):快乐(Happiness)、愤怒(Anger)、厌恶(Disgust)、悲伤(Sadness)、恐惧(Fear)与惊讶(Surprise)。

于2015年美国皮克斯动画工作室发行的3D动画片——《脑筋急转弯》(Inside Out)即参照此理论分化动画角色,但由于恐惧及惊讶在情绪辨别上较为困难,电影最后设定了快乐、愤怒、厌恶、恐惧及悲伤作为左右主角心境起伏的拟人化角色,剧中陈述主角莱莉的行为与记忆掌控于大脑的核心控制台,在阴差阳错之下,其表现快乐、悲伤与储存快乐的核心记忆被远送往迷宫般的长期记忆存放区,脑中仅存的愤怒、厌恶与恐惧的情绪开始翻腾,不仅让莱莉逐渐疏离父母及朋友,更轰炸了她的新生活,这部充满冒险与情绪表现的动画电影好评如潮,带领观众关注于大脑的神秘世界，更启发探索情绪的产生。

　　情绪与行为是人类身心活动的重要依据，不同的情绪有着相反的行为表现，心理学家巴瑞特（Barrett）于2007年提出情绪维度理论（Dimensional Theories of Emotion），此理论是以四象限作为情绪表征分类，横坐标为正负面情绪（Valence），纵坐标则代表唤醒情绪（Arousal）。例如，忧伤与紧绷比较，忧伤较紧绷负面，然而紧绷强度却大于忧伤；快乐较抑郁愉快，也比抑郁更具激扬。

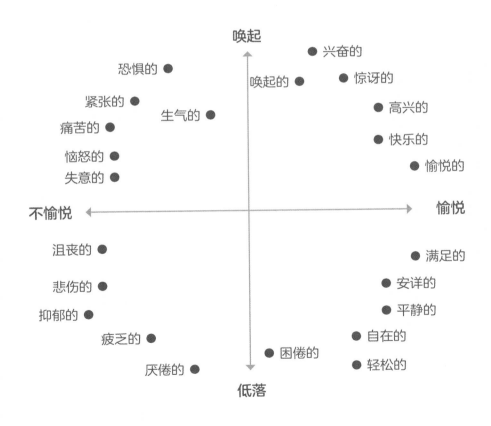

情绪不分好与坏，当身处于任何时空场景，情绪表现都只是呼应当下的状况，直接投射内外在影响对于身心的冲击与感受，现代心理学界将之区分为正面情绪与负面情绪，正面负面不仅是快乐或哀伤、愤怒或喜悦的外显表现，还应当根据心情辨别，以幸福感受、愉悦沉静为基础，无论境遇优劣、依然朝好的方向设想前行。研究显示，采用正面情绪应对的人通常有较融洽的人际交流，也较擅长规划与分辨，执行手段更趋灵活柔软；反之，负面情绪则因思绪受限变得尖锐，往往容易挑起争端，不仅容易扩大事件，还会影响身心健康。

人的日常生活充斥着许多情绪，但你是否能够分辨哪种属于好的情绪？又有哪种属于坏的情绪？唯有了解情绪的本质，我们才有机会去面对，就不至于深陷于情绪漩涡中。请试着从下列词语中辨别何为好情绪，何为坏情绪吧！

崇拜

沮丧　　困惑　内疚

愤怒　满足　知足　愤怒

喜悦　　　　　　　感动　骄傲

好奇　悲伤　幸福　希望　厌恶

忌妒　恐惧　　　　　　烦躁

　　喜欢　感谢　　惊喜

尴尬

难过　害羞　厌恶　惊讶

基本情绪与复杂情绪

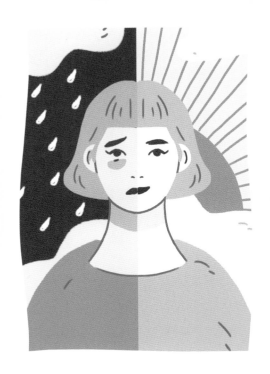

　　婴儿时期的情绪表达是最直接的，饿了就哭、开心就笑、生气就闹，然而随着成长，孩子开始有了不同的需求，为了达到需要，开始懂得推演心计以取得想要的人、事、物；为了消除不安开始哭闹，以彰显内心的不平；因为恐惧而撒谎，只是为了避免遭受责罚；甚至开始学习塑造个性，以迎合重要的人的喜好。

　　一个正常成长的人，很难终其一生秉持着天性，因为人类的群居性与中国人特有的家庭观，如《礼记·大学》里说修身、齐家、治国，如欲整治齐家，就得圆融拟定家中的规范并照顾家人们的需要，欲治国，就该设下政令法度且保障每一个人（家庭）的权利和义务……人与人互动、团队的相处，都在逐次理解与妥协中达标，人也就从中获得学习，无论情绪张扬或内敛，侵略或退缩，皆是"成长阶段中真实的表达"。

情绪是脑部对外界存在的认知评价与身心呼应感受。依生理需求，可被分类为与生俱来的基本情绪和后天学习得到的复杂情绪。基本情绪包括喜悦、愤怒、悲伤、恐惧、厌恶、惊奇、羡慕等，这些都是出至于先天本能、最直接的情绪反应；但在这基本情绪的背后，我们该探讨的是：我为什么愤怒、为什么悲伤、又为何恐惧？如果无法厘清背后的原因，那么情绪就会持续而无法获得解决。

在某一次公司申请的员工身心照护课程结束后，一位二十多岁、刚刚就职不久的白领女性开口问我情绪不好是不是会瘦不下来？

"

我回道：

"嗯！情绪不好会影响自主神经，会间接改变循环机制与新陈代谢，代谢不良是现代人瘦不下来最大的原因！你可以跟我聊聊你的情绪怎么了吗？"

她小声地靠近我说道：

"老师，我好忌妒我的同事！凭什么我们一起入职，主管就是比较欣赏她，一些有绩效的事都指定她接手？偏偏整个办公室都喜欢她，害我每天上班看到她左右逢源，我就会自己生闷气，这样……会瘦不下来对吗？"

我问："那你讨厌她吗？"

她思索了几秒说："也不是真正讨厌！只是想不通，为什么她的运气那么好？"

我拍拍她的背笑笑说道："你可以观察呀！细心注意她在公司都做了些什么，当你得出结论，欢迎你跟我分享哦！"

事隔一周，她发信息给我，她说知道了公司领导欣赏同事的原因！她发现这位同事十分积极且努力，总是提早三十分钟以上做准备，对于主管交代的事项，不仅能够快速完成，更能举一反三，提供不同的见解并及时总结；甚至独自在下班后留至深夜，只为完善整理第二天会议即将用的简报资料。总之，一周的观察让她对于工作的付出全然改观，职场上的风光，并非好运气可以成就，而是要花费很多的心血与努力才可以获得的呀！

窘迫、内疚、害羞、骄傲或道德因素产生的情绪通常皆属复杂情绪；随着我们成长的过程去应变、学习，是逐渐社会化的结果。常见许多父母遇到孩子不出声便自圆其说解释："他比较害羞"，或许真正本质不是害羞，但随着被大人贴上标签，孩子就会认为自己是害羞的，烙印在性格的特质中，影响性格的发展、基本情绪，随着大人的教导，孩子的性格就会变得更加复杂了。

浅层情绪只是冰山一角

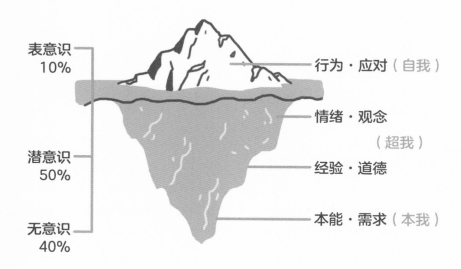

西格蒙德·弗洛伊德（Sigmund Freud）是奥地利心理及精神分析学家，同时也是精神分析学的创始人，他所提出的冰山理论（Iceberg Theory）至今广泛被学术研究所引用，他主张所有显露在外的情绪或行为其实仅是冰山一角，而大多数人只看见那浮在水面上的一角，却不知水面之下蕴藏着更深的含义，显露在水面之上的属于外显的行为与应对方式，是以一种强调自我的行为模式，称之为表意识；而隐藏在水面之下的分别是情绪及观念、经验与道德，那是由经验、观念及道德规范所积累的情绪表现，称为潜意识。

相信大家对于潜意识这个名词不陌生，也相对知道表意识的呈现多受控于潜意识的方圆，认为潜意识就是撼动人体身心的主要元凶。其实不然，潜意识归属于家庭、社会环境与个人信念的综合经验，虽牵动着表意识，但深埋于冰山底部的"无意识"，才真是动荡行为决策的本能与需求。因此通过这种往下探究且深掘的方式，抽丝剥茧、赋予表意识的行为有一个合理的解释，只要通过觉察厘清真实的信念与心绪，外显性的张扬将日渐内敛。

人与人相处的关系尚可套用冰山理论，那么或许可以借由"增强理解"而减少互动上的平行与摩擦。我的好友曾在一年的结婚周年纪念日前夕，因为潜意识的恐惧而差一点误解了先生的用心；这一对伴侣年过三十五岁才踏上婚姻路途，女方一直向往着两人首度结婚周年纪念日的到来，她私下说道："结婚以来两人相处极好，虽然先生不是一个浪漫的人，但仍期盼在周年纪念日当天，能够有惊喜发生！"好友们建议她可以把想法告诉先生，两人共同营造美好的纪念时光，但她认为没有女生先谈起的道理，而且也可趁机考验先生是否重视自己。

结婚纪念日前一晚临睡前，她还安慰自己，隔天会有满屋子玫瑰或者得到一个深情拥抱，但第二天早晨，整个屋子空荡荡，先生也不在家，好友越想越难过，来电痛哭述说着爱情的不牢靠，说着说着还翻出了交往时的旧账，好似用来印证先生的缺心寡情，话题再转，直接讲到这种没有爱的日子她真无法共度，怕叨扰娘家，因此问问能否先来我家小住？话语至此，就听她突然噤口不语，原来是先生已然返家，步入家门看见哭得声泪俱下的老婆，赶紧靠近询问安慰。

好友挂了电话，直至当晚深夜再次来电，言语一扫阴霾，尴尬地直说她误会了！原来先生在上周曾经主动询问想如何庆祝结婚周年纪念日，好友一方面欣喜先生记得这属于彼此的重要日子，另一方面却表现得毫不在乎，内心想看看先生的爱如何展现；而先生见她没有任何想法，知道她不是个喜爱鲜花与名牌的女人，因此他早早请教公司同事，拟定了一份食谱，想要亲手烹调，在家享受与爱妻的亲密时光，故一早趁老婆还在熟睡，开车外出采购，哪知提着大包小包食材返家，却见到哭得狼狈至极的自己。

其实越是亲密关系就越不容猜疑！倘若好友能够正视内心的需求，莫论先生是否主动提起，都可以直接告知或共同规划一个美好的周年纪念，又何苦脑补，参照着偶像剧里的不现实情节，差点毁了先生精心设计的浪漫呢！

显露在冰山之上的"自我"该因为成长历程的积累，从一次次心伤难过或深情感动的情绪与经验中确认真爱本质，也从一次次的洞见理解中学习掌控自己的情绪收发。如此才不会撼动了本就因为相知、有爱才相聚组成家庭的初心，更该相互理解且相伴相惜地圆满这人海茫茫中的缘分。

情绪如何表现在行为上

　　情绪是多重感觉、认知、思想和行为合并衍生的心理及生理状态，由认知、成长历练与重复学习，形成并奠基了不同的应对与呈现方式。简单来说，情绪是由主观感受和客观的生理反应共构而成。当较为激烈的情绪产生，人体的自主神经将会做出反应，这些反应将直接影响体内的内分泌传导，进而影响人体的身心健康。

　　依美国心理学家保罗·艾克曼（Paul Ekman）所提出六种基本情绪：快乐、愤怒、厌恶、悲伤、恐惧与惊讶，除了代表不同的情绪，更呈现出不同的生理表现。

● 快乐（Happiness）

　　十九世纪末，美国心理学之父威廉·詹姆斯（William James）和丹麦医生朗格（Carl Georg Lange，1834—1900）提出的詹姆斯-朗格理论（James-Lange Theory）便主张，情绪事件会直接产生生理及行为反应，人必须先觉察到自己的行为与生理的变化，且通过认知解释产生情绪感受，也就是说，人们应该先感受到快乐才笑，在未笑之前就无法辨别其喜悦，非得等到笑了起来才觉察出内心的欢乐，才知晓喜悦蕴藏于心而与外显的笑容相互对应。

● 愤怒（Anger）

　　愤怒是生理反应最为强烈的情绪表现，身心反应通常一触即发，人体面对攻击挑衅会瞬间启动反击或自保，肾上腺开始释放肾上腺素以因应人体对抗，而后出现心跳加速、呼吸急促与面红耳赤等生理反应，才让人体自觉愤怒的生成与情绪高涨。这种全面的生理反应极其耗费精力，倘若时间过长就容易导致能量耗竭而损害人体健康。

• 厌恶（Disgust）

厌恶的情绪较为复杂，多掺杂嫌恶与批判，由强烈的鄙视与不屑的外显反应呈现。一般产生厌恶反应的有来自味觉与嗅觉、触觉及视觉等感官来源，通常合并焦虑和恐惧，是极为常见的人体免疫激励与自我保护的情绪表现。

• 悲伤（Sadness）

悲伤泛指遭遇挫折或失落后常见的感觉与行为，其对于生理功能的影响已被医学临床所证实，大部分悲伤初始会以哭泣来宣泄，自责与愤怒的情绪或许追随而至，倘若悲伤的情绪无法即时疏解，后续易合并忧郁、焦虑、失眠、食欲不振与自主神经失调等生理失衡。

• 恐惧（Fear）

恐惧是一种自发性的情绪反应，往往深受过往实际或想象的经历所左右，这是种直接跳过思考来自非理性联结，通常伴随着情绪给予对应的生理反应。恐惧也是面对危险时人类为了自保而进行防御或逃跑的本能行为，当恐惧情绪翻腾，身体将进入紧急状态，此时必然出现机体不自主颤抖、血压上升，就连肌肉也呈现出备战的紧绷状态。

• 惊讶（Surprise）

惊讶的情绪表现依照强度的不同分为内敛及外显，小如心绪波动却不显露于色，大至起步跳跃惊声尖叫。然而惊讶的表现通常转瞬即逝，突如而来的惊喜，虽然短暂，却让人印象深刻。

通过觉察，敏锐于自己的情绪

日常生活充斥着未知的变化，情绪有可能瞬息万变，不仅考验心情更影响着生理功能。所幸情绪应对得以通过经验的积累与学习，进而趋缓对于环境事件的反应时间，得以透析在直觉应对之下的真实感受。

专门研究创伤医疗的精神科巴塞尔·范德考克（Bessel Vander Kolk）医生，在他的著作《身体从未忘记》中提到："大脑有两个系统与心理创伤有关，处理的分别是情绪的强度和脉络。情绪的强度由烟雾侦测器（杏仁核）和其对手瞭望台（内侧前额叶皮质）共同决定，而某个经验的脉络与意义则由背外侧前额叶皮质与海马回来判断。"情绪不仅是一个名词，是通过身体所传达出来的信号。唯有"觉察"，才得以听见来自身体的呐喊。

日常觉察是了解自己情绪极为重要的反馈（技巧）。通常情绪信号会通过生理的反应传递，这生理反应或是呼吸心跳的改变、身体不自主的反应、肌肉紧绷或抽搐等，或是非病理生发之头痛、偏头痛、胃痛、心悸、肌肉酸痛、手脚冰冷等，皆可能是情绪通过身体所传达出来的信号。

因此，当身体出现症状，要能够辨别探究其因果，例如：因为空腹喝咖啡所以胃痛，因为昨日熬夜而导致偏头痛，因为天气寒冷诱发心悸或呼吸不适等，从小地方开始观察自己来辨别，倘若仍无法找出源由，那么不妨从情绪层面探索，通过觉察抽丝剥茧，就有机会挖掘情绪的多样性，且看见更真实的自我。

当情绪奔腾而出，你也可能同时发现里面有爱、自卑，还有些许畏缩，犹如人是群居而生，人与人互动往往会相互影响；而情绪亦然，人的心理会由过往经验与生理、环境差异而产生不同认知与决定，这复杂的心绪通常由多种情绪构成，你会发现正面情绪与负面情绪会同时的存在；负面情绪不是要即刻改善，而正面情绪也不一定适合长久保持。

如何觉察自己的情绪？
情绪只是一种反应，通过生理或行动寻求解脱，任何身体上的表现，皆有可能是情绪宣泄的呐喊，唯有通过反复觉察、印证与学习，厘清生理症状与情绪的关联。如此，当生理反应再次出现时，就能清楚辨别情绪的缘由。

所有的情绪都是真实的存在，也代表着某个时间点的真实自我，倘若刻意压制或忽略，对于人体该将是多大的伤害！在一次身心释压培训中，一位女学员总是笑容灿烂地参与着课程研讨，在课程最终我让大家进行总结与提问时，一位男辅导员提出了对于这位女学员的好奇，他十分惊讶，怎有人能无时无刻笑得如此灿烂？这该是什么样的成长环境才能孕育出如此的人格呀？这一番推崇夸赞的话一出，所有的学员一一附和，认同与赞扬此起彼落地附议着，但见女同学却突发沉默，笑容霎时隐藏了起来，而随着一句："不是我爱笑，而是当我收起笑容，我的眼泪就会不由自主流下来！"

话声刚止，就见她的眼泪瞬间落下、身体开始颤抖却无声哭泣着，那极力抑制的样子让人不由随之心痛，于是我告诉她："你可以好好做自己！想哭就哭吧！"突然凄厉的哭声回荡在整个空间，那是多大的伤痛！好似要把深深的恐惧及痛楚用力宣泄抛出，除了左右两位学员，一人握住她的一只手，一人轻抚着她的背脊，现场近四十人没人出声，也未见有人离席，大伙儿就这么陪伴着，直到哭声骤减直至零星啜泣，她开始说起自己的故事。她的儿时充斥着无尽的家庭暴力，每次挨打后她总费心的用衣物、笑容掩盖，她不想让别人知道她的处境，也不给自己对外求援的机会，笑容越灿烂，才能说服自己，当作一切都只是梦境，幻想着自己也是被父母极力呵护的孩子。随着时间推移，她在一次被打断手臂之后，简单拿了身份证与随身行李就此北上离家，至今十年过去，她在台北的生活已经上了轨道，也以为完全摆脱了儿时的梦魇，但当笑容收起、心底突然翻腾而起旧时回忆、霎时控制不住的泪水，这才知道，其实伤痛依然存在。

> 我问她："你现在感觉如何？她说：允许自己好好哭一场之后，心头与胃部都舒缓了许多！"
> 而后我问道："你希望大家为你做些什么吗？"
> 她沉思了一下说道："如果可以，我希望有人能抱抱我，让我感受被人疼爱的感觉！"

就这一句平淡的索求，再次逼出了众人的泪水，现场不分男女，一一向她靠近，给予她温暖诚挚的祝福。

儿时曾经遭受的伤害断不会莫名离去，反而会藏匿在身体各处，但当年岁渐长，有足够的能力可以保护自己时，就该适时清理伤口，让当下苗壮的自己去拥抱那伤痕累累的儿时身影；雨过总会天晴，你若不放下手中的伞，又如何能感受阳光照射全身的温暖！

情绪的存在是因为心中有爱

我常想，有情绪就是一种福分，代表我们不仅存在，更因为心中有爱！然而爱的魔力之大，稍有不慎终将痛彻心扉！有爱就要惜爱，惜爱才能懂爱，懂爱才能轻松柔软地去看待事物！

爱，可以清淡娴雅，也可以火辣喷发！无论是电视剧里的"山无棱，天地合，才敢与君绝"般澎湃情爱，抑或歌曲里唱的"爱是恒久忍耐、又有恩慈、爱是不嫉妒、爱是不自夸、不张狂"的神圣大爱，所展现的都是一种人对于爱的深层渴望。因为有爱，我们会产生需求，而有了需求，情绪就自然衍生，如同孩子为了一个玩具而满地哭嚎打滚，此时目标明确，他也极力为喜爱的东西而努力，就现代的教育观而言："吵闹的孩子就不应该给糖。"所以我们要跟孩子好好说，然而，好好说也不见得会得到他想要的玩具，因此孩子再哭闹几回，便不再相信好好说是有用的了。

如同我一个学生，他从小就觉得凡事要"据理力争"，唯有愿意去争，才代表是真的爱。他小时候喜欢姐姐的洋娃娃，因此声嘶力竭地哭了一天一夜，终于哭到姐姐亲手将娃娃奉上；上学时想当班长，刚入新班就极力表现自己让师长同学对他印象深刻，最终高票当选获得班长一职；高考前夕为了考上理想的大学，废寝忘食冲刺苦读，终于进入第一志愿，这看似只要努力就有所获的一切，其实事情发展却超乎原本想象。

就说那小时候努力哭到手的洋娃娃好了，抱在怀里也没有自己的熊娃娃舒服柔软，第一个夜晚就被他挤到床下。多年后的夜晚谈心，姐姐调侃问起，连他自己都不明白当年坚持的点在哪里；而班长职务也是，当下学期同学提名让他连任，他主动弃选，还连声拜托同学成全，因为他当选不久后发现，原来班长的职责超乎想象，事务繁杂不说，还得调解同学们的人际纠纷，这实非他能力所及。而拼命考上的专业也在入学一年后申请转专业，那时起才真正奠基了人生志向。这些童年往事在一杯咖啡的下午茶时光谈起，他的语气平铺直叙中略带自嘲。

"

他轻声地问着："老师，如果我的人生不这么坚持，一切是不是会更好？"

我笑着问他："你快乐吗？"

他说："快乐呀！但有的时候也会难过！"

我问："除了快乐与难过，还有什么情绪呢？"

他略带腼腆地说："我会生气、会抱怨、会自卑，但有时候也会为自己感到骄傲！老师您会不会觉得我很奇怪，情绪这么多变？"

我告诉他："当然不会！我反倒觉得你的人生过得真丰富！"

他惊讶地抬头看我。

"

因为有爱，人才会有喜、怒、哀、乐、惊、恐等种种情绪，每一种情绪都是我们身体的一部分，也代表了每个时空场景的自己，这些都该好好珍惜，并且应该好好感谢自己一路如此努力地走来！情绪的反应虽然直接，却会相互比较与学习，人生就因为有苦，才能感受甜的滋味，因为有哀，才会珍惜喜悦的到来。

第二章

◆

关照自己的情绪

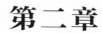

人人都想每天快乐无忧地过日子，但因为我们免不了得面对各种人际关系，在生活中担任各种角色，自觉或不自觉地慢慢掩盖自己的情绪或内心真正声音的行为产生，通过本章，芳疗师想告诉你，快乐得从关照自己开始。

想拥有快乐，要先和自己"和平相处"

现代人不仅喜怒不形于色，连内在的快乐与否，似乎都难以辨别。总是有学生问我："老师，我不快乐，我要如何才能找到快乐呢？"我的直接回应便是给他一本笔记本，让他记录每天的际遇与情绪起伏，于是我请他在同一个页面，分别于左右写下快乐与不快乐的片段。经过一个星期后，他主动告诉我："老师，我觉得好快乐"。因为他发现，每日会牵动嘴角或让心里喜悦的事件，还是远比偶尔出现的愤怒、忧愁与无奈多，在快乐与不快乐的次数比对后，他才相信自己是拥有快乐的。

快乐，得从"跟自己和平相处"开始，时刻觉察自我且可清晰看见并掌握身心所需。有的时候，我们的确需要一些方法或工具，来厘清自己的状态或需求。人的身心相辅相成，生理及情绪的改变就不会突如其来，只要纪录观察，往往能够发掘一二，找到诱发身心不适的原因，唯有如此，才得以突破重蹈覆辙的困境。

我有一位学员有不定期发作的周一胃疼症状，我同样建议她准备一本笔记本，主要记录每日的饮食及情绪5分量表（备注[1]），并记录她情绪起伏、人际及职场状况。两个月后我们再次见面，通过记录可见其胃疼不适应当不是来自饮食，尽管偶有忙碌干扰三餐或餐聚暴饮暴食，但跟胃疼的生发并无明显的关联性，而职场忙碌纷乱看似波涛汹涌，却也无关乎每回的疼痛发作，直至比对人际互动才发现曙光。

她的记录显示，在这平均两三周诱发胃痛的前一周末，恰巧都是婆婆来探亲的日子，这个发现着实让她惊讶不已，因为她十分感恩她的婆婆含辛茹苦地抚养她先生长大，婆婆也十分尊重他们小两口的生活且待她极其关爱，而这关联性的发现，让她不由得思索起身体欲传递的信息。

在缓缓喝了杯热香料苹果汁后，她突然叹息地说知道了原因，当苹果香气夹带了香橙、丁香、八角及肉豆蔻的香气随着捧在手心的杯子冉冉飘入鼻腔，那从未有过的舒适与放松瞬间扩散至全身，她这才发现一直以来自己是如何战战兢兢地生活，如何积极地想做好分内的每一件事，为此肌肉逐渐僵硬却不自知，呼吸也逐渐短浅且混乱，超过身体能够承受的负荷以胃痛呈现，其实就是在提醒自己该轻松自在而为。

备注1

5分量表是一种用来测量心理感受与生理状况的自觉性评估，以情绪为例，1分极佳，5分极差，可依循自身感受加以记载，并供判断。

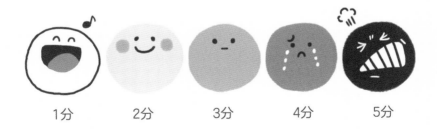

1分　　2分　　3分　　4分　　5分

重拾自己的身心感受

一人分饰数角总让人不得不分身而行，当站在不同的位置就会有不同的互动与应对，甚至产生不同的高度和抉择，这高难度的技巧得经过时光的淬炼，才得以游刃有余地去面对。然而情绪会从日常经营与人际互动中产生，俨然成为现代人伴随生活的标配。标配既然随身，就该熟悉其性能与用法，唯有了解基础运作，再谈配备升级。"自我觉察"即是其配备规范的引导，先凝聚身心感受，再逐步辨别情绪并探究背后意涵，如此即可掌握情绪配备的精髓。

情绪会从超出日常生活、人际互动所能接受的范围中产生，很多时候并非内心不起波澜，而是生发事件尚在个人能够接受的范围内，但当触及底线时，情绪将自然而然地衍生，所幸当年岁渐长，随着经验值与理解力的增加，我们的脾气与情绪会越来越收敛，不再像年轻时动不动就大动肝火。但若迫于压力与无奈，当收敛过头，也很容易情绪脱节。

我有一位相识多年好友，拿着体检报告来找我，她无法理解为何平日毫无异端，甚至从未感受不适的身体居然多处亮起红灯，从高胆固醇、高血脂、心电图异常甚至到胃溃疡，那满江红的健康总评，显示着生活急需调整，因此她问我该如何实践？我这位好友是个工作不要命的铁娘子，每次好友相聚她总有接不完的电话和回复不完的信息，吃饭速度极快，夜晚从未在准备好的状况下就寝，而是随着工作，不是趴睡在书桌就是倒在沙发上睡觉，这等卖命的行径实在远远超出常人的承受范围，她说起近年来逐渐失去感觉，曾几何时，她开始不知冷热、不知饥饱，对于物质欲望渐渐低下，连人际情感好似也不再热衷。

其实生活习惯很难说改就改，难以达到的建议又有不容易执行的疑虑，因此我只要求她为自己做几件平凡的事：

1. 为自己好好地呼吸！
2. 为自己好好咀嚼吃下每一口食物！
3. 每天做一件让自己开心的事！
4. 每晚抱抱自己并感谢如此努力的自己！

人的忙碌有时已经无法厘清，到底是必要还是想要？然而在忙碌之余仍得保持自身的觉察，这些理当与生活为伴、与生命共存的身心感受，该重新拾回，让自己得以纯粹活在当下。

"生命是由心跳跃动开启，生活就该时刻倾听内在的声音。"

——芳疗师的疗心话语

芳疗建议

【活在当下】

香气配方：甜橙、黑云杉、乳香

使用类型：滚珠瓶按摩油、情绪香水、香膏

香气属性：身心自在需由内酝酿，**甜橙**的气味简单愉悦，用以暖心欢乐，让人探究心底的纯粹；**黑云杉**深具气场保护特性，可以收拢飘散外移的心神；而内敛于心的**乳香**足以柔软那惯于坚硬的心，当心柔软了，使得外收内藏提振感知，让人纯粹活在当下。

当照顾别人成了无底黑洞时

自私，本该义无反顾！在不影响他人的情况下，就天性原则，该以自我为中心去做出行为反应，取自己该取，以照顾好自己为己任。尤其人是群体而居，人与人常环环相扣，一有差池，蝴蝶效应便起，就算不至于改变国家社会，但却足以撼动家庭及自我的生活圈。

曾有一位学员默默哭诉，说她为了家庭辞去人人称羡的工作，只管在家照顾老小处理家务，十几年来，家人们也已习惯了她的服侍与照顾，偶尔与同窗好友小聚，先生就会抱怨晚餐由婆婆独自料理，孩子们也会因为找不到东西而频频来电询问，这种情况常让知心好友们深觉不可思议而私下建议：该适时放手、让先生与孩子们也能学习生活自理；然而她总认为：家务不好让家人执行，且孩子尚是需要妈妈照顾的年纪，这种"责任自己扛"的心思常让她疲惫得喘不过气。

当日子就在这种永无止境地采买、洗涤、打扫、照顾孩子中循环时，每到众人返家，她看着玩着手机、打着游戏、看着电视的先生与孩子，心底总不自觉地怨怼起来，这些心思让她烹煮的晚餐渐渐失常，孩子抱怨声起，她才真的觉得够了！她为这个家庭付出够了！

66

她愤怒地问我：
"为什么每个人都不珍惜我，都看不见我的付出？"
我问她：
"那你珍惜你自己吗？"

99

她顿了顿，眼泪也随即流下说："一直以来我努力经营着身为人妻、人母、人媳的角色，我乐在其中不曾埋怨，只管尽心做好自己的本分，但曾几何时，我似乎做过了头，做到忘我，是我漠视了自己的基本需要！不珍惜我的不是别人，其实是我自己呀！"这是多么清晰的认识，在我未给予任何话语或建议之前，她已从中领略，而且如此成熟正向。

> 我问她：
> "那你现在想怎么做？"
> 她说：
> "其实我私下曾憎恨，觉得是我把他们惯坏，让他们不懂得感恩，但我现在想想，是我自己没有设立底线，义无反顾地付出，是我自己放弃了让家人尊重我的机会，因此我会好好思考，厘清我对家庭的期盼，再告诉家人我的想法。"

如此经过两个礼拜，她在课后告诉我：两周前的夜里，晚饭后她请家人各自将碗筷放入水槽，并开了个家庭会议。她告诉老公和孩子："我爱你们，所以一直以来我竭尽心力地照顾着家庭，我从不要求公平对待，因为家里该是讲爱而不是讲理的地方，但是我现在身累心更累，我需要你们帮忙，一起努力照顾好我们的家。"她说自己很幸运，因为从那天开始，孩子们开始懂得洗袜子先自行翻面，也学习将折叠好的衣物摆放到衣柜里，老公也接手协助晾晒衣服与简单家务清洁，全家齐心分担家务，让她的生活有了空闲时光，夜晚还能与儿女谈谈学校趣事，更能有情调的与先生喝杯花茶再聊聊遗忘许久的梦想。

人的生命或许有着不同的契机，但真要学会好好照顾自己！唯有把自己顾好，我们才有更多的体力与动力去完善我们的生活！为自己而活，将自己当成圆周的中心点，如此向外扩展才能有爱有力量地去回应爱护我们的亲人与朋友。人，好好地活出自己，这非但不是自私，反倒是为自己负责任的表现。

"善待自己，否则你要谁来善待你。"

——芳疗师的疗心话语

> **芳疗建议**
>
> 【珍重自己】
> 香气配方：玫瑰、檀香、甜橙
> 使用类型：滚珠瓶按摩油、情绪香水、香膏
> 香气属性：赋予一抹**玫瑰**馨香，让爱得以坚守于心、扎根酝酿，结合**檀香**沉着稳健，即得细心呵护孕育滋养，合并**甜橙**暖心充沛，始得于内稳扎固守，更因为安全有爱而懂得柔软开阔，珍重自己，让周边的人适时承担，也让他们得以走进且融入你的生命。

当你失去"存在感"与"安全感"时

有一个学生，她自认为是被父母抛弃的小孩，因此不自觉地想通过团体的包围来增加自我的归属感，学生时期在班上擅长搞些小团体，等进入了社会，不仅在公司努力拉拢人心，更于下班后参与不少民间社团，把自己的日子过得很是忙碌。在感情上，却总是无法久长，男朋友一个接一个地换，只因男友不接电话或一次未报告行踪，她就认为对方不爱自己而提出分手。

她告诉我，从她进入社会开始有能力负担自己的生活时就给自己许下承诺，她不会再给别人抛弃她的机会，因此当对方疑似不忠，她便会先行下手，然而这样的次数增加，不安的情绪就已压迫得她无法好好呼吸，她开始焦虑，在夜半惊醒，开始怀疑每个在自己身旁的人总有一天都会舍弃自己。

其实安全感是一种感觉，它是奠定在存在感的基础之上，因此倘若一个人存在感低落，就算被多么强大的安全感包围，可能也没有任何感受。此时对她而言，厘清自己该是极为重要的!

"

我问她：

"你觉得自己需要什么?"

她说：

"安全感。"

我问：

"安全感对你而言，实质的感觉是什么?"

她想了一下说：

"温暖。"

我反问她：

"你觉得温暖会联想到什么?"

她不假思索地说：

"太阳。"

我问道：

"那么在温暖的太阳下，你觉得会有什么?"

"

她突然笑了，说了柑橘园（她回想起学生时代，去柑橘园采摘的场景），于是我拿出了4瓶柑橘类精油让她逐一嗅闻，并请她帮我挑出她认为最具温暖阳光特质的气味。

柑橘的香气对她而言，勾勒出年节团圆的画面。葡萄柚气味激起儿时雀跃奔跑嬉戏的回忆。而柠檬的气息撩拨了对于妈妈的思念，那一幕幕儿时发烧妈妈守护在病榻旁的情景莫名窜进脑海，那是妈妈喂她维生素C的味道呀！这个突如其来的画面，让她红了眼眶，长久以来一直无法谅解为了生活出外打拼而抛下她的双亲，但这怦然跳入脑海的场景，居然让她刹那间释怀了，因为她瞬间能受到了妈妈的爱，也突然理解了父母的无奈。

她花了稍长的时间，细细地嗅闻着递给她的甜橙气味，她说这香气甜甜的、暖暖的，让她有安心的感觉。至此，我让她花了些时间，挑选能够陪伴并赋予她力量的香气守护，她挑选了甜橙，因为这气味带给她暖阳般的心安；选择了柠檬，因为柠檬提醒了她也是妈妈细心呵护的孩子，另外又选了瓶岩兰草，因为那强烈扎根的气味，瞬间敲醒她，感受到自己真实的存在。

"我们无法左右旁人的爱，但能做到的是在今生好好宠爱自己。"

——芳疗师的疗心话语

芳疗建议

【归属心安】

香气配方： 甜橙、柠檬、岩兰草

使用类型： 滚珠瓶按摩油、情绪香水、香膏

香气属性： 心安不应外求，而该内寻探究。香气的给予即当以暖心内敛为调香诉求，通过柑橘属性的暖阳特性用以拨散内心的阴霾，任甜橙温暖舒心破除自我设限，柠檬的清晰敲醒莫名的作茧自缚，再以岩兰草带动，稳稳扎根，让心有所归属，才得以轻松自在，好好爱自己。

当你因为压力而戒断不了吃的诱惑时

人体的口欲其实来自胎儿时期，那长达9个月的时间，待在妈妈的肚子里，一张嘴就有羊水入口，宝宝听着妈妈的声音，闻着妈妈的味道，心安无比。直到出了娘胎，那平常人感受不到的大气压力与冰冷的空气瞬间袭来，霎时恐惧张口啼哭，也代表着一个全然独立的生命正式脱离了母体。孩子在新生初期分分秒秒都在适应学习，除了那来自妈妈的声音、温度与气味得以抚慰孩子的心绪，还有胎儿时期形成的口腔吸吮，也有助安定孩子的情绪。

然而多数孩子都被强迫过早戒掉奶嘴，而这过早的奶嘴戒断或许正是影响成人后饮食失衡及情绪失调的主因，每个孩子的需求不一，总得等到时机成熟，孩子的身心准备好了，此时戒断的不安全感才会降到最低。国外学者研究显示口欲期不满足与成年后的暴饮暴食呈正相关，数据显示，口欲期没有获得满足的人，较容易在成长时遇到压力时，选择通过吃来舒压，因为唯有通过咀嚼，才能缓解自己的情绪，通过吞咽的动作来暂时躲避当下的问题。

压力俨然是现代人最基础的配备，适当的压力有助于产生助力；然而倘若压力过大超出人体负荷，就会影响人体健康，因此对你而言，倘若吃能够缓解身心压力，那么在还未找到释放身心压力良方之前，就吃吧！但是如果压力巨大且时间漫长，吃多了，就怕会形成另一股压力来源，那就是肥胖！因此为了身心健康，入口的食物就该慎选，也如口欲的延续需要咀嚼，那么就准备一些耐咀嚼又不至于造成身体负荷过度的食物，你可选择如芹菜、黄瓜、胡萝卜、玉米，甚至些许水果如小番茄、番石榴等健康的食物，这些都是现代人在忧虑恐惧时最好的咀嚼零嘴。

我好友的刚迈入双十年华的女儿，近年因为课业压力，不自觉靠吃舒压却让体重增加了近十公斤，为此私下网购了号称具有减肥效果的减重食品，结果等到失眠频繁，好友才发现女儿的异样，经过中药调理，睡眠才稍有好转，但这用吃来舒压的习惯，却一直无法改善，后将炸鸡、珍珠奶茶、薯条等食物改成以上的蔬菜水果后，就此符合口腔的需求，也改善了身体的健康状况。

　　然而我有少数较年轻的学生认为，吃所带来的快乐不仅在于咀嚼的当下，食物的口感与香气贯穿鼻腔才是咀嚼启动快乐的最大功臣，那么为了兼顾健康与对于香气的渴望，以珍珠奶茶为例，如果你期待的是快乐，那么是否可以循序减糖，在减少糖分的饮料中，依然存在愉悦感受得以舒压；另外，还可试着探寻对自身得以提振快乐的香气，让香气有机会替代对于珍珠奶茶的欢乐需求。

"顺流而行、见招拆招，压力反倒得以幻化为美好！"

——芳疗师的疗心话语

芳疗建议

【愉悦减压】

香气配方：葡萄柚、玫瑰天竺葵、甜马郁兰

使用类型：滚珠瓶按摩油、情绪香水、香膏

香气属性：压力无所不在，看你如何去看待。**葡萄柚**犹如欢愉的孩子，正满山遍野地奔跑着，尽管面对压力仍能保持舒心以对；**玫瑰天竺葵**用以平衡调理激素，滋养神经，以缓和人体对压力来临时的反应；而**甜马郁兰**可以消弭压力牵连的紧绷感，将之转为动力，成就美好。

当你长期夜不成眠时

谈及失眠，思绪就不由得回到2000年在伦敦与一位友人的相遇，她是由医生介绍而来的顾客，当年三十六岁的她，据说失眠病史已近三十年整。她自认为家庭幸福、学业工作顺利、人际关系和谐，唯当深夜降临，总得辗转难眠直至曙光破晓，安能入睡，数十年来她看过无数医生，在英国也尝试过中医及催眠治疗，初期皆有些许功效，但效果多无法长久，便又再次陷入夜夜无眠的困顿。

初踏入芳疗门诊，经过芳疗咨询及情绪与压力测验皆未发现异样，然而通过香气检测发现，她对于那些深度挖掘探索的气味有着较为强烈的反应，尤其是岩玫瑰及喜马拉雅雪松，当她将沾有喜马拉雅雪松气味的闻香纸在鼻腔前一次次地绕着圈，猛烈地嗅吸着，当下的时间好似静止，我任她在自己的时空里颤抖探索着，直到她眼泛泪光，猛然回神跟我说，她突然发现，在她塑造的欢乐外表之下，原来深藏着莫大的恐惧，但她不知道这恐惧从何而来，只是觉得好冷，空间瞬间冰冻了起来，我让她喝了点热水，并递上了肉豆蔻的香气，肉豆蔻的气息通过热蒸汽进入鼻腔，让她快速地回暖。

> 我问她：
> "恐惧还在吗？"
> 她说：
> "我想恐惧一直都在，只是长久以来被我深深地掩盖。"
> 我问她：
> "现在恐惧在哪里？"

她摸了摸肩膀诉说着内心深处的恐惧，我帮她安排了一个简短的背部按摩，按摩油配方用了喜马拉雅雪松、快乐鼠尾草及肉豆蔻精油，由简短的碰触，很快感受到她原本紧绷的肩颈逐渐松软，也传来了她沉重的呼吸声，我缓下在她背上按摩的力道，感受着原本稍显冰凉的肌肤提升了温度，皮表底层传出的脉动也易趋平稳，我知道她正稳稳地睡着。

按摩结束，我轻轻唤醒正趴睡的她，却见她早已泪流满面，她说道在入睡的时候，她回到了五岁的时候，那是她的父母争吵不休差点离婚的时刻，一到夜深，父母压低的争吵声，伴随巴掌及母亲的低泣声，让紧趴在门内的她夜夜恐惧不已，虽然这种状况没多久就终止，她也未曾告诉父母，而这深夜的恐惧就此深埋。这突如其来的回忆虽然沉重，却一针见血，扎得她猛然觉醒，也找到了夜不成眠的原因，她深深地抱着我跟我说了声谢谢，便带着我调制给她的"香气祝福"与我挥手道别。一个月后我收到她亲手书写的感谢卡，告诉我失眠的现象在那日苦疗过后就已不再，那特调馨香带给她暖暖的幸福感受，也让她真正的挥别儿时的梦魇。

"别怕！如今的你已成长茁壮，就让儿时的梦魇随风远去！"

——芳疗师的疗心话语

芳疗建议

【拥抱幸福】

香气配方： 月桂、快乐鼠尾草、肉豆蔻

使用类型： 滚珠瓶按摩油、情绪香水、香膏

香气属性： 月桂的气息可谓威而刚，用以彰显和平及勇气；**快乐鼠尾草**独有的幸福感受，得以划清时空的隔阂，让人抛却过往，只管珍惜现在；而所有的恐惧会在**肉豆蔻**的气息跟着烟消云散，暖性提振，集结身心的力量，领你跨越困境，拥抱属于自己的幸福。

当你总习惯否定自我，对凡事都没信心

"自我否定"与"没信心"时常被画上等号，但就我所接触的顾客而言，我发现两者各具内涵，自我否定通常是儿时的遭遇而衍生出的认知，这对于当下认真活着的自己十分不公平，因为不管如何努力，都将受自我否定全盘覆盖，其实自我否定与认可仅一线之隔，何不让自己迈开步伐大步跨出，成就此生最重要的自我！而没信心，通常是个疑问句，背后传递的是许许多多的问号，我行吗？如果失败了我该怎么办？到底该不该去实践呢？这些心态往往拖泥带水，一副只要不去做就不会失败的样子，说穿了，说没信心其实也只是不愿意去执行的借口罢了！可谓不战而降，实在可惜！人生真的短暂，何苦纠结、凭空论断输赢？不如起而行，勇于体验且挥洒时光，莫论成败，只要你曾为自己努力过，一切就已足够！

"扶自己一把，你会走得更加平顺！"

——芳疗师的疗心话语

> **芳疗建议**
>
> ## 【 跨越自我设限的鸿沟 】
>
> **香气配方**：香桃木、肉桂、黑胡椒
>
> **使用类型**：滚珠瓶按摩油、情绪香水、香膏
>
> **香气属性**：扶自己一把，需要充沛的动力与信念，就让清洁杀菌极佳的香桃木助你挥别伤痛，消除脑内喋喋不休的自我批判，且摆脱自我设限；**肉桂**的热情洋溢用以开阔自身价值、拓展个人优势，以促进绽放新生；而黑胡椒的温润激励，能够幻化成为强大的推动力，跳脱固有思维，协助跨越自我设限的鸿沟，做自己最得力的助手。

当你常在意别人对自己的评价或看法

人很奇妙，时不时忘了自己，漠视自身状态与需求，但却无法不去在意旁人对自己的评价或看法。从小到大，我们在不同的团体中淬炼长大，每个人会逐渐磨炼出自己在团体中的角色与样貌，有的人活得自在，不仅掌握着自己的人生，也左右他人的选择，这种人极具热忱，但做法却不太恰当，就算意见再好，铺陈极其完善，而被干预的人是否就一定心存感激？这种感觉就好像那些成年后来参与身心舒压课程的学员，总反复地在不同的课堂上找寻自我，他们的共同点多是在成长的历程里被刻意忽视或者被极尽关照。无论是被刻意忽视或被极尽关照的孩子，都会因为在成长的过程中，少了和谐的互动与支持性的认可，甚至因为缺乏得以观摩学习的角色，在环境单方打压的状态下而逐渐放弃抉择的能力、丧失自我意识，渐渐地迷失了自己。

这种个人特色，不会单纯因为成长而改善，反而会影响成年后的人际互动，二十八岁的T在失眠团体课程里提出她的疑问，她说当人真容易自找麻烦，朋友少嫌孤单，朋友多又备感压力，只因所有的朋友，无论年龄大或年龄小，每一个人都把她当成一个需要给予意见的孩子，提醒她该如何做、如何选择、如何判断与应对，当她顺了A的意见，B就会突然出声，让她依照不同的方式去实践，就连穿衣、剪发，朋友们也都竭尽全力地给予意见，她只能剪个A建议的发型，穿上B陪同购买的上衣，再搭配C网购给她的长裙，原本以为朋友们应该都能满意，殊不知却被嫌弃，搞得如今要见朋友，前一晚就会失眠，因为不知道该怎么穿，怎么说话应对，才会符合朋友们的口味。

不可讳言，有些人真是热心过头，跨越了界限，忘了每个人都有权利为自己选择该如何生活，但人际应对是凹凸互补，有时接收者不适时喊停，给予者就会顺势加码前行，因此人真该即时表达自己的意见，我们能够将他人的建议作为参考，但采不采用，就得自行评断与承担，总不能在事发之前毫无表示，听从了旁人的意见失败后，再来责怪他人吧！学习为自己负责，就该从做决定开始。

"承担不仅是种责任，更意味着人生就掌握在你的手中。"

──芳疗师的疗心话语

芳疗建议

【找回承担的勇气】

香气配方：小花茉莉、欧薄荷、生姜

使用类型：滚珠瓶按摩油、情绪香水、香膏

香气属性：自信，是生而为人莫大的勇气，它或许是实质的表现，也可能是看不见的信念。小花茉莉的香气细致甜美，足以唤醒人性本质，让纯然的自信冉冉而升；**欧薄荷**的激励得以将这股纯然的力量通过神经蔓延，传递给周身器官与细胞，并不时给你鼓舞；在退缩不前之际，更有生姜的护持，以增进感官知觉，不容筹措沉溺过往，给予你勇敢向前迈进的勇气。

当你一直无法离开某个人时

孩童时期，我们会因为离开妈妈或主要照顾者而哭泣，泪水的背后蕴含着恐惧，只因原本心安的堡垒分崩瓦解，这在小朋友的脑海里就等同于世界被毁灭，因为不得已，只好哭得声嘶力竭，用哭喊及泪水的宣泄才足以覆盖那扩大不已的恐惧，直至累了、倦了，才稍能停歇。这样的经验，想必在我们幼年的时候都曾发生，我们也都觉得那是成长经历的必经之路，然而，在我从事儿童情绪与陪伴关系协助时，会发现有许多被强迫接受、强迫长大的孩子，其安全感远远低于他人。

分离焦虑若处理不好，便会成为分离恐惧，而欲转圜这种只能靠照顾者的耐心与时间了，在孩子还小的时候，我们能够运用香气，例如在室内放置甜橙精油，帮助孩子放松身心，或者夹带着照顾者的气味，让孩子在保姆照护期间，能够有安全感的气息伴随；而当孩子大了、能够稍事理解，就得好好说，与之订定约定，有些孩子能够较早脱离分离焦虑期，但有些却需要稍长的时间，照顾者得有耐心地允许孩子并依照孩子所需的安全感，给孩子足够的时间，人生路途将会更加的稳健。

在大学任教的G有个连自己都难以理解的状况，总在历任助理离职的夜晚，她会莫名痛哭不已，明明知道助理不可能久待，也鼓励着他们开拓属于自己的未来，但分离焦虑总惊涛骇浪般席卷而来，那种感觉就像世界崩塌，更有着被抛弃的感受。直至某一次聚餐，我对她提及那时期参与儿童安全感相关的呈现，她才提起这个让她饱受疑惑的事件，她说她的父母都是高学历知识分子，从小她总在保姆与幼儿园的照顾下频频搬迁，在她的记忆里，母亲总是用扔下她的方式去摆脱她声嘶力竭的哭喊，而今她发现，当时随着时间推进、她慢慢缩短了情绪的表现与哭喊的强度，直至后来笑着跟母亲道别，这看起来像是成长的表现，其实是她将情绪与恐惧掩埋，因为她知道母亲不会为她驻留。我听着她的自我剖析，不由得想着，人的一生该背负着多少个时期的喜怒哀愁，儿时的惊恐伤痛都该在深深拥抱后，让它随之散去，人生在世总有许多境遇，有人陪伴的时候该感恩，没人陪伴的时候就应该好好珍惜，学会与自己暖心相伴。

"人生最值得的爱，便是与自己暖心相伴。"

——芳疗师的疗心话语

芳疗建议

【与自己暖心相伴】

香气配方： 甜橙、苦橙叶、橙花

使用类型： 滚珠瓶按摩油、情绪香水、香膏

香气属性： 人的生命历练，往往镶嵌了许多的时空与画面，有的时候会夹带不属于自己的经历，或者丢失了某些重要的碎片，让我们通过香气的调配，重拾拼凑那完整的个体。以**甜橙**的暖心纯粹牵引着**苦橙叶**所释放的深层恐惧，而**橙花**缓解焦虑的特性，足以驱逐冷冽的寒冬，用以绽放暖阳，来温柔呵护着此生最急需被呵护且关爱的自己。

情绪有解！芳疗师给你的芳疗建议

生活往往极其多变，而人因为置身其中，有时实在难以厘清自身状况与实际的需求，这时可试着采用一些方法及工具，将会对你有所帮助！

一、有助厘清问题的九宫格平行思考法

1. 先将主要欲探究的事情或是物品填入九宫格正中心。

2. 将相关的情绪感受依箭头方向，依次填入外围八个格中，用以厘清事情或是物品造成情绪的原因。

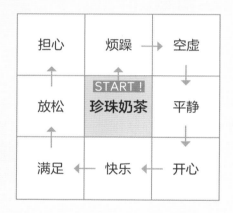

上图是一位学生以珍珠奶茶为例填写的关联性情绪，空虚、烦躁应该是其饮用珍珠奶茶的主因，而快乐、放松、平静、满足、开心即是饮用后的期望或收获，而担心是唯一不同的语词，因此再进行九宫格平行思考法探究，对应结果如下：

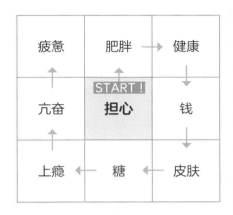

以担心为主，再延伸思考，所得到的八个语词十分有趣，因珍珠奶茶延伸的担心情绪背后的肥胖、健康、皮肤，可见她知晓珍珠奶对于身体的危害，钱和糖是很现实的，而上瘾、亢奋与疲惫则是经验反应的精神性感受。

这位学生在练习九宫格平行思考法的自我探视后，居然自此戒了珍珠奶茶，因为她说不值得用这么多的担心及身体危害去换取快乐，快乐可另行他处找寻！你呢？你也可以试着用九宫格平行思考法厘清人、事、物对你的真实意义，从中探究心底的想法以及感受。你可以在九宫格中间写上你想要厘清的话题，而后依照箭头写下由主题延伸而出的情绪或相关感受，再自行思索探究，或许能够解开某些藏于心底的心结。

二、开展与聚焦思绪的心智图

心智图是一种用图像思考并用来辅助思维表达的工具。我在观察学生以心智图方式来介绍自己及规划人生道路时发现，心智图书写延展越多越丰富的同学，通常较有自信也较懂得规划自己的人生，当然其年龄普遍也较为年长，或者人生经历较为丰富。而许多年轻的同学反则下笔稀疏，一位略显僻静的同学甚至连与自身相关的自我介绍都难以下笔，经过开放式问答引导，这才发现自己不只如此，原来经过多年工作的磨炼，已然有了些许专长，而专长能够结合兴趣成为职业生涯规划的一环，这些发现让她的眼中瞬间散发从未显现的光芒。

无论你在人生的哪一个阶段，无论遇上何种需要联结或记忆的事件，或者需要整理和规划的状况，何不试试以心智图的方式来厘清。你可以这么做：

1. 首先，先选择一个需要厘清的主题。
2. 依照主题尽情延伸开拓思绪。
3. 聚焦思绪，化繁为简，并就延伸思绪再持续聚焦探讨。

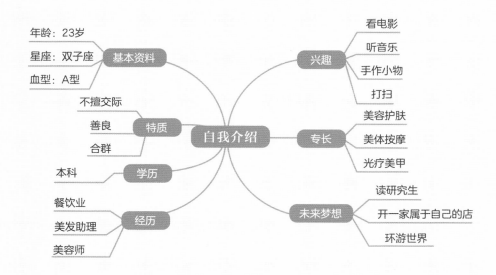

注：此心智图中的自我介绍为"探索目标"，以此再往外延伸出各个"思绪"的小分支。

三、充满香气祝福与力量的芳香疗法

芳香疗法能给予支持性的力量，通过植物香气的协助可以找出应对生活的方式，带着香气的祝福在生活中实践，让身心得到陪伴性呵护，待情绪舒缓了、身心安适了，便有足够的能量去面对生命的考验与重重困境。

精油的香气各有巧妙、皆有意涵，每个人在不同的时空与心境下，对于香气的喜好将有所不同。相反，当对于香气的喜好改变，就代表着不同的情况正在上演。因此当一缕香气冲入鼻腔，无论是喜欢还是厌恶，只要激起情绪涟漪，就代表着香气与人体正在发生反应。

当你陷入人际关系僵局时

人总有情绪复杂的困难时刻，这时无论是寻求医生或专家咨询，或找寻亲朋好友相助，其实最后能做抉择的仍然是自己。没有人能替代你选择你的人生，你也不该任由他人左右你的选择，人生路途，我们可以参考父母、师长或重要人的意见，但最终要勇于承担，由自己做出最终的抉择，为自己负责，无论结果是好是坏也不至于埋怨他人，徒增烦恼。况且依循自己的选择，也至少无怨无悔，毕竟尝试了，失败就无有所惧。

勇于尝试、是我们能给予此生最大的资源，在安全且不伤害自己及他人的状况下，本该多方体验。因此无论你生活平顺还是遭逢瓶颈，何不拐个弯，走条不同的道路，沿途风景虽不一定繁华秀丽，但崭新的景致将带来不同见解，或许也将跳脱框架、激发崭新的契机。人与人的相处若遇到瓶颈，也该试着转弯，避免重蹈覆辙，落入永无止境的恶性循环。

当一场谈及家庭情绪的演讲结束，一位学员私下问我该如何才能避免每天早晨为唤醒青春期儿子时所产生的冲突，母子俩于晨间的言语寥寥可数，仅有四句对话，却日日激起爆炸性的火花：

"

母亲："快点起床，你要迟到了！"

儿子："不要吵我！"

母亲："我怎么能不吵，到时候你迟到，老师又要打电话给我了。"

儿子："烦死了！"

"

　　我很惊讶！这相同的对话居然已经持续了一整年，虽然妈妈极尽责任地提醒儿子莫要迟到，然而用词似乎到不了儿子的心坎，也就枉费了一片良苦用心！因此我请妈妈拿出纸笔，为这每日上演的实况预设台词，想一想除了"到时候你迟到，老师就又要打电话给我了"还能说些什么？她很认真的思考，写下了几句话，我让她斟酌使用，每天只采用一句，再观察儿子的反应。

"

　　1.

　　母亲："快点起床，不然你会被记警告！"

　　儿子："记警告就记警告！"

　　2.

　　母亲："快点起床，不然我上班会迟到了！"

　　儿子："你迟到关我什么事！"

　　3.

　　母亲："快点起床，不然迟到了很丢脸！"

　　儿子："……"

"

　　第三天的午后，她有些泄气地告诉我这三天转换台词的实况，结果虽然一样惨烈，但母子俩的对话已跳脱原本一成不变的框架，这真是个好现象！我鼓励她再试试，若只是言语行不通，那就再换换换台词吧！

"

　　4.

　　母亲："快点起床，不然老师骂你，妈妈会心疼！"

　　儿子："恶心！"

"

直到第三周的一天，妈妈再也挤不出新的台词，就说了句："快点起床，妈妈帮你准备了你喜欢吃的早餐哦！"想不到儿子居然翻身坐起并回应了句："好啦！好啦！"让延续了一年的火爆早晨终于回归平静。

一个巴掌拍不响！若想改变现状，就得从自己先行调整。日常应对中，不妨偶尔换换台词，让沟通对象也有机会给予不同的回应；而当遇到某些难以跳脱的瓶颈，那就唯有改变既有的模式与路径。人生旅途看似固定，但我们可以选择不一样的方式去经营，转弯才可见到不同的光景。

"柔韧似水适时转弯，即能消弭冲突让爱了然于心。"

——芳疗师的疗心话语

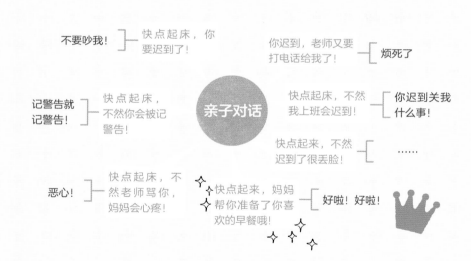

芳疗建议

【转弯】

香气配方： 佛手柑、纯正薰衣草、罗马洋甘菊

使用类型： 滚珠瓶按摩油、情绪香水、香膏

香气属性： 因为有爱，就不应该给予伤害，真正的爱只管了然于心，有时无法任由言语阐述，只因为爱是如此简单纯粹，这等清晰自在就犹如**佛手柑**绽放，朝气蓬勃中带着丝缕的柑橘清香；善于稳定的**纯正薰衣草**，得以稳固自主神经并提供舒适的港湾；而那极具甜美苹果气息的**罗马洋甘菊**着重规范且防御，用以梳理某些错综复杂的情绪，屏除固定框架，且疏通情感所带来的种种纠葛与伤害。

为关系破冰的说话练习！

把某一难以应付的对话记录下来，你会发现其中有着重复性的轨迹，请抓出几句总是引爆冲突的点，在平心静气之时，可先预设不同的应对话语（台词）以供事件再次点燃时使用，观察对方的回应并修正。唯有改变，才可能突破停滞许久的困顿，为事件带来全然不同的转变。

第三章

◆

来自家庭的情绪

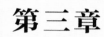

家庭是人出生之后，第一个学习开始建立人际互动的环境，家庭关系会塑造一个人的个性行为、价值观、话语习惯、情感模式等，再以此向外延伸出其他人际关系，包含感情、职场。正因为家庭关系是一切关系的重要起点，我们要通过本章来加以了解。

家庭不一定是避风的港湾

华人社会堪称是家庭关系最为密切的族群，我们延续文化传统、注重家庭关系与和谐，如此亲人间的关系更加紧密，但无形当中也产生了不同形式的束缚，因为角色身份的不同，我们还有别的责任与义务，倘若家庭关系良好，这种责任与义务就只是一种甜蜜的负担，但若彼此关系不佳，就可能导致压抑或冲突。家庭功能十分广泛，不仅支持着基本生活所需，更引领着生活常规、情感孕育、支持信赖、经济、教育及休闲娱乐等，所以说家庭是人类精神与物质生活的重心，更是培养人格发展的基石。

对于大多数的人而言，回到家就如同回到得以遮风避雨的港湾，但如果从小到大，家对你而言是悲伤痛苦的经历大于欢乐，那么家这个名词就会变成你极力想要逃避隐藏的。虽说原生家庭所带来的伤害与伤痛将是刻骨铭心的存在，但我会说原生家庭未必决定你一辈子，要看你选择掩埋缺憾，还是去和解看待。不少人仍陷在原生家庭的阴霾中，即使成年离家，家庭的互动模式却早已内化且烙下印记。

我一位刚成为二宝妈妈的学生说，从小她就很害怕妈妈的暴躁脾气，这种恐惧让她无时无刻提醒着自己，生怕将情绪转嫁给现在的生活，但就在昨天她因过于疲累、情绪一时烦躁就吼了孩子一声，孩子含着泪的惊恐眼神，瞬间敲醒了她。

> 她愤怒地说："从小到大，我一直排斥像妈妈一样，但原来我跟妈妈没区别！"

　　看她极度懊恼，我抱了抱她，告诉她："人的情绪反应原本就是从小就有，我们会通过成长的足迹加以复制学习，然而当年岁渐长，有能力处理日常生活，就不应该再以原生家庭或成长轨迹为借口，请先善待自己，去开拓专属于自己的人生。"有人说："没有伞的孩子才会在雨中奔跑"，听起来十分立志，但请适时为自己撑把伞，让自己即使在雨中，也能保有一方清净得以优雅慢行。

　　人因为有爱，因而情感充沛，一旦过多的情感与责任接轨，就容易变成重担！我有一个学生四十来岁，尚未婚嫁，随着已经结婚生子的两个弟弟与父母同住，多口之家的热闹虽让她没有机会寂寞，但家里的琐碎杂事全落在她的身上，尽管家里有着弟弟与弟媳们，但两家孩子都还在襁褓，因此每晚下班回家，不仅晚餐大半需要她张罗，连弟弟夫妻出门交际，她还得承接下照顾孩子们的责任，她时常自嘲："还好我没结婚！"但言语之中又不时抱怨着对于当下生活的无奈。因此我请她用九宫格思考的方式，写下目前的想法：

与家庭的九宫格

爱	温暖	亲情
抱怨	START！ 家庭	负担
牵挂	金钱	包袱

同学们看到她写的想法后就问：

"不累吗？"

她说：

"累！很累！但是不能放手！"

我请她协助我将教室的软垫搬到仓库，搬到中途我瞬间放手，那不平衡的重量让她也即刻放手，我问她一句："重吗？"数秒后她笑了起来，她明白我的意思！人呀，倘若累了或不堪重负了，就得立马放手！否则就只得欢喜做、甘愿受，千万不要在埋怨中过日子，徒增烦忧。

尝试写下你定义与家庭的九宫格

	START !	

爱人的能力，可能反映出幼时的自己

家庭是建造人际关系的起点，我们从中观察着父母的相处方式，也为身为丈夫、妻子及为人父、为人母奠定基础，犹如在亲子教育课堂中，我们常说："没有人天生就会做父母，得在伴随孩子成长中，去理解学习并不断修正，才能成为孩子需要的称职父母"。而夫妻相伴，经生活磨合才能成为最适合彼此的伴侣。然而不可讳言，我们都受到了原生家庭的影响，有着从原生家庭所继承的反应与认知，这也就是为什么就算不认同，但在某些被激起的事件里，我们会突然变得不认识自己，或者复制那从小极其反感的行为或成为某个人的翻版，这些行为反应与突发性的思绪正来自于从小家庭与环境的记忆，属于潜意识，甚至是更深层的无意识，有时真不在于对错，而在于自身对于某角色的印象已深深地被刻画在脑海，就犹如一种诅咒。

早年在我课堂上有一对众人称羡的班级情侣，他们是学校里的风云人物，总是同进同出热络地参与着校内外的大小比赛及活动，两人聪明富有朝气，相处也极为有爱且深藏默契，毕业半年后，在众人的祝福下两人也水到渠成地结了婚，但在隔年的同学聚会里，却听闻他俩离婚的消息，让师生们都极为震惊，聚会当日两人都有到场，互动虽然少了过往的亲昵，却也看不出任何嫌隙，两人自在地与众人闲话家常，更毫不避讳开诚布公地说了彼此的状况。

原来，他们同样来自于破碎的家庭，有着总是暴力相向的父母与缺乏关爱的童年，就因如此、当初两人相见就惺惺相惜而自然地走在了一起，两人相伴取暖就为弥补亲情的不足，而后携手组织家庭就为了给彼此一个可以安身立命的"家"，然而在新婚后，两人的关系逐渐变调，儿时熟悉的父母身影逐渐笼罩彼此，男生的暴戾之气渐长，而女生也莫名疑心不断制造纷争。明明是为了给彼此幸福，为了弥补双方儿时的缺憾而结婚，哪知婚后身份角色一变，内心的恐惧却毫无来由地扩大，无论情绪还是行为竟走上了父母的相处模式，那时才知道、儿时受伤惊恐的自己仍未远去，反倒扎实地深埋，而婚姻则是导火索，他们各自复制了父母的相处模式，也毁掉了彼此因为相爱而成就的婚姻。

当大家还沉浸在他们的故事中时，男生突然提高音量笑着让大家别为他们担忧，他说在签字离婚之后突然惊醒，他认真地评估确认他对于女生的爱，厘清了种种的情绪多来自于对于父亲与原生家庭，为此，他花了些时间把自己找回来，知道该是时候跳脱，唯有如此才能实践他给予女生的承诺，说他正努力用爱把女生追回来，用爱去化解因为原生家庭深深刻画在心底的不安与伤痛。

父母的相处模式，也可能反映自己的感情观

我有个好友在业界极负盛名，在台上光鲜亮丽自信充满，但私下好友相聚，总烦忧无助地寻求意见与协助，只因她那爱情长跑十一年的男友近期频频催婚，让她惊恐不已地以各种理由推拒，然而与她相识多年，也知道她的心魔来自于对于婚姻的疑虑，她自述父母的婚姻关系毫无交流，从小只以为父母的个性如此较不多言，但长大后才发现因为父亲对母亲的背叛，导致他们长年冷战，虽然父母对于她的爱与关怀不减，但每次回家总有身处冰库的错觉，她说她时常希望父母能够像同学们的爸妈吵吵闹闹，甚至大打出手，那至少有着温度且牵动紧扣着一家人的关系，也不要那种视而不见、互不相干的家庭关系，他说家庭对她

而言毫无生气且充满恐惧，因而不想将现在的种种幸福就此葬送给一纸婚约。

其实撇开对于婚姻认知的不同，无论是外貌、学历、生活习惯、兴趣喜好、甚至是思维模式，两人可说非常默契，好友们也总提醒她："真爱不易，相知相惜更加难寻！"这一切她都理解，但就是害怕儿时冰封的寒意又再一次冻结、夺取她好不容易复苏的暖意。她说其实自己也很期盼能开拓人生，能够拥有幸福美满的家庭。于是大伙儿起哄，让她趁着醉意拨通电话，告诉男友她的故事与深层的恐惧，看着她从情绪宣泄而流泪，之后侧耳倾听并不时含笑点头，就在桌上沉沉睡去，不一会儿男主角就出现在眼前，不免让众人感动着深信，他定会待她如同瑰宝。

人活着需要爱，却是最难说出口的字

爱虚无缥缈，看不见摸不着，却足以让人废寝忘食或撕心裂肺痛彻心扉，这种爱猛烈十足，却也让人刻骨铭心！爱是以自我为中心，来自于杏仁核与海马体的传递感受，再通过催产素，去构筑、宣泄，甚至牵动人体生理感官而形成。然而与人际互动及社会群体不同的是家庭的爱，不同于其他，家庭的组成来自于婚姻以及血缘，家庭有着寄托与责任，家庭里的每一分子围绕成一个同心圆，唯有一家人齐心呵护，家庭的互动才得以圆融，家庭的爱就能成为莫大的滋养，给予彼此支持与包容。反之、家庭成员如果心意不合，则家庭的同心圆就很难圆满，结构就容易崩散。

S是社区负责接待的社工，某一次中场休息时，她接到了妈妈的来电，只见她一改平日活泼嬉笑，皱着眉头敷衍回复着："好啦！好啦！"待挂了电话，她长长叹了口气说："我好怕接到我妈的电话，我怕听到她开口闭口就是不孝，讨厌她总是拿我与哥哥姐姐们比较，因此每次只要接到我妈的电话，我就会不由自主地武装起来，只希望能够赶快结束对话。"

　　她谈起自己在多口之家成长，上面有一兄一姐，下面还有一个弟弟，成长中、有许多同学羡慕她有手足陪伴成长，她反倒羡慕独生子女独享宠爱，她的爸爸经商事业忙碌，家中事务皆由妈妈撑起，母亲的辛劳他们看在眼里，但就是无法接受妈妈日夜叨念，不时控诉着父亲的不是，埋怨着生活的疲惫，评比着孩子们的成长与表现。

> 我笑着问她：
> "那今天妈妈电话里说了什么？"
> 她说：
> "妈妈说端午节要到了，她做了些粽子要寄给我！还说她最近有些不舒服，让我有空回家看看她！"
> 我说：
> "妈妈想你了！"
> 她说：
> "我知道呀！她总是用各种理由想拐我回家！"
> 我说：
> "拐你回家？拐你回家对她有什么好处？"
> 她说：
> "对妈妈有什么好处我不知道，但我一回家，她就会煮一桌我

爱吃的，一会儿嫌我瘦一会儿又说外卖营养不良什么的。"

我说：

"这是妈妈爱你的表现呀！"

她说：

"是吧！但我就是无法接受她总是唠叨个不停！"

我问：

"那家中其他孩子也这么觉得吗？"

她思考了一下说：

"没有！哥哥弟弟对于妈妈的叨念总是左耳进右耳出的，而姐姐会回嘴制止，好像就只有我会受到影响。"

我说：

"对呀！每一个人的感觉不同结果就不一样，比如你家中有四个孩子，但每个孩子都有不同感受与应对方式，因此重点不在于妈妈的叨念，而在于你如何看待与回应。"

她沉默了一会儿腼腆地笑了说：

"好像是，但我就不知道该怎样跟妈妈说话！"

其实S所在的单位平常也以面对老人居多，因此我告诉S："可以用与长辈们相处的方式来跟妈妈互动，你跟长辈们怎么说话就怎么跟妈妈说话，怎么跟长辈们回应就怎么跟妈妈回应呀！"她茅塞顿开地说："对！还没有我搞不定的老人，每个长辈都爱跟我聊天呢！"我说："长辈们爱跟你聊天，是因为他们感受到你真心的关怀，还有愿意倾听相伴，这些都是长辈们需要的！也同样是你母亲需要的呀！因此不妨抛却与妈妈原有的互动模式，采用同机构长辈关怀式的语言，试着轻松自在地闲话家常吧！"

一个月后再见到S，她主动告诉我她上个周末南下返家，原本还担心自己做不到与妈妈和平互动，但突然想到我告诉她要轻松自在地闲话家常，当紧张一卸下，居然开启了与妈妈沟通的捷径，原来妈妈要的就只是有人能够听她说说话，给予她暖心的慰问与关心罢了！她说当时她突然觉得过去的自己好像只扎人的刺猬，活在自己防备设限的世界，却影响了家庭的互动和谐。

当你觉得自己不能比家人幸福时

一位听众在演讲过后与我分享了她人生的局限。长久以来她一直认为自己不值得拥有最好的。她印象中最早的一次是刚就读幼儿园小班时，老师抱了一大堆玩具放在桌上，老师夸奖大家很乖，让小朋友们任意挑选当作奖赏，她看上的那只银白镶嵌着亮片的独角兽，心生欢喜正抬手欲取时，后方同学突然大喊："哇！我要那只独角兽！"她伸在半空的手霎时转了个弯，拿了独角兽旁边的小马，其实她真的不喜欢那只小马呀！到了初中，有一年班上选举模范生，同时被提名的有三位，最后就她与另一位同学同票夺冠，其实可以复选，但她却选择站了起来，点头谢谢大家并退出了这场模范生竞选，天知道她多么期盼被选上，但心底就是一直告诉自己"不可以得到最好的。"

直至进入社会，这种觉得自己渺小的心态也不见好转，只要单位有加薪或是升迁的机会，她铁定躲躲闪闪或者拱手让出，她的老板甚至说她是所有员工中最有能力的，就不明白她为什么总是刻意躲藏。直到近期认识了个相谈甚欢的男孩，她才深刻感受到自己在躲避幸福，躲避着所有的荣耀。

我只能鼓励她要勇于追求自己的幸福，并请她用九宫格平行思考法探究内心。直到数月之后，她特地到大学来找我，经过深度访谈后，也慢慢厘清了自己埋藏深处的状态，才发现原来背后隐藏的是："她不敢比妈妈幸福！"

妈妈在年轻的时候为了养育她，放弃了自己的梦想，妈妈总在她耳边说着："妈妈为了你而放弃一切，所以你要好好努力！"虽然妈妈没有给她任何的压力或情感的勒索，但这句话已贯穿在自己的脑海中，潜意识告诉自己，妈妈为了我很辛苦！因感受到妈妈言语背后的悲伤、无奈及情绪低落，对她来说，妈妈是不幸福、不快乐的，所以爱妈妈的她，不敢比妈妈幸福快乐。

> 我当下问她：
> "你这样做后，觉得妈妈更幸福吗？"
> 她说：
> "没有，妈妈反倒觉得我没有走上她安排的道路。"

后来，她妈妈交了一位很爱她的男朋友，她也开始打扮、安排自己的人生。至今这么多年，她找不到人生的目标和方向，妈妈却已找到自己的幸福，其实她很不愿意，最后也才明白，自己原来仍沉浸在与妈妈相依为命的状态，因此无意识地把妈妈的牵绊当作是自己推拒幸福的借口，也或许她想借此抓住与妈妈的联结吧。人生的路途还很漫长，该是时候放下那些局限，勇于追求属于自己的幸福。

"别把幸福任人左右，唯有自己去追求，才能操之在手。"

——芳疗师的疗心话语

【勇敢前进】

香气配方： 依兰、弗吉尼亚雪松、广藿香

使用类型： 滚珠瓶按摩油、情绪香水、香膏、水油胶

香气属性： **依兰**的香气肆溢挥散，传递着善待自己的能量，**弗吉尼亚雪松**可以带你跳脱虚幻以确定自我价值，而**广藿香**厚实的泥土气息，十足扎根，也疏通流淌，开拓爱与被爱的感官知觉。

当你觉得和家人无法沟通时

家庭研究学者Olson于1979年提出家庭关系——环状模式（Circumplex model），谈到家庭关系会因为凝聚力和应变弹性的不同，而有不同的样貌，凝聚力联系着家人间的情感，而应变弹性代表着家中决策者的弹性，家庭的凝聚力与弹性可显现家庭中的人际关系，并塑造孩子的人格特质。

早期传统的父母教育多趋向权威性，在亲子沟通上就会逐渐僵化。新生代的父母或许从小经历了权威管教，当自己成为父母时，就尽可能趋向民主，但尺度拿捏不易，有时反倒会让孩子为所欲为，而失去了让孩子真正学会负责与自立的机会。父母爱孩子是天性，但这爱的天性通常也夹带着过度保护及恐慌！华人父母通常不愿意让孩子哭泣，但允许孩子哭出来，对孩子而言反倒是种学习与成长，我们很担心孩子跟我们踏上同样错误的路途，但是当孩子逐渐成长，父母真要退至两旁，就算给予建议，也要让孩子有能力为自己做主，让孩子懂得把握及选择自己的人生。

我们没有办法陪伴孩子一辈子，能给予孩子的不是财产也不是铺设好的人生路途，唯有归属感与爱能陪伴孩子长长久久，归属感需用身教培养，轻松、尊重与良好畅通的沟通桥梁，可以让孩子清楚自己的地位与价值；而爱不只展现亲子间的互动关怀，更体现在人际及社会互助，让孩子奠定道德与规范。未来无论孩子飞得多高多远，历经人生百态，他们会带着我们所给予的支持，坚强稳健地往前迈步。

小立是初二学生，家庭成员有爸爸、妈妈及一位刚考上顶尖大学的哥哥，初次见到他时，仿佛看到一个全身带刺且张牙舞爪的困兽，他的防范不仅来自肢体，更来自僵化的表情且警戒不安的眼神。他紧握拳头、耸肩凝视地站在门口，我对他笑了笑，挥手邀他入内坐在我对角的沙发上。

"

他停滞了一会儿问道：

"老师，我们今天要谈什么？"

我说：

"看你想要谈什么，我们就谈什么呀。"

他有些错愕地说：

"我不知道要说什么？"

我说：

"说什么都好，你说我听！"

他缓缓地说：

"都没有人在意我说什么？所以我真的不知道我要怎么说！"

我问：

"在家里呢？谁会陪你谈天？"

他说：

"妈妈吧！家里只有妈妈会关心我有没有吃饱穿暖，但每次只要爸爸听到，就会说妈妈慈母多败儿，说我就是被妈妈宠的，才会这么不知长进。"

我说：

"那你听了有什么感觉？"

他说：

"我很不喜欢爸爸这样说，又不是妈妈害的！"

我顺着他的话问：

"你真的觉得你不长进吗？"

他说：

"也没有！我只是达不到爸爸的要求罢了！"

我问：

"你觉得自己是什么样的人？"

他思考了一下说：

"妈妈说，我是一个善良又细心的人。"

我问：

"那你自己觉得呢？"

他腼腆地笑了笑：

"应该是吧！"

"

看见他嘴角的笑意与瞬间清澈的眼神，我不禁觉得，这才应该是这孩子该有的表情呀！接着他说他很会摄影，并与我分享他手机内的作品。这孩子真是有他独特的天分，照片拍摄得极具生命力，取景角度与光线拿捏都已十分成熟，我告诉他我被他的作品震撼到了！我可以从画面中看到某些情节正持续上演！他突然激动地说："我爸爸也是这么说的！"突然眼神一黯说："但是他没收我的相机，不准我拍照！"原来小立的爸爸是一位摄影师，因此小立从小耳濡目染的跟着爸爸上山下海拍照，也期望长大后跟爸爸一样，当一位顶尖摄影师。小学毕业那年，爸爸在生日当天送了他一台单反相机，那是他印象中最棒的生日，他花了大半暑假窝在社区，就为了捕捉蝴蝶飞舞或风吹花瓣动的画面。

然而，初中开学没多久，当爸爸发现他的功课与当年的哥哥有天壤之别时，就开始控管他使用单反相机的时间，之后又帮他预订一系列课后补习课程，但课程安排实在超出了小立的承受能力，他曾尝试跟爸爸反馈，但都被当成偷懒的借口，甚至有一次小立一整夜腹泻不止，爸爸还是催促着全身无力的他上学，结果到学校没能忍住，让他至今一直是同学闲暇时的笑柄。他没有办法原谅爸爸，更无法认同那一直没能达到父亲期望的自己！因此他开始逃学，利用上学时间去公园游荡，连补习班也索性不再前往，就这样，等学校通知到爸爸，已经是两个星期后的事了！爸爸非常震惊，他一回到家立马就打了小立一个巴掌，小立说当时他很害怕，眼泪虽然没有掉下来，但心却好痛好痛！耳朵里只传来爸爸的怒骂、妈妈的劝说与哥哥的风凉话！小立说着说着，身体不自主的颤抖了起来，我拍拍他的背，沏了杯洋甘菊薄荷茶，他喝了几口后，情绪才稍微缓和。

> 突然他小声地说了一句：
> "老师，谢谢你。"
> 我说：
> "为什么谢谢我？"
> 他说：
> "谢谢你，能够听我好好说话。"

在我所参与的儿童情绪课程中，"希望大人能够好好听我说话"是孩子们最期待的，现代人尽管生活条件普遍良好，但亲子间的沟通，好似又远远不及五六十年代。每个家庭的亲子沟通都有着特定模式，而该用什么样的方式，就得靠父母的情商去引导，趁着孩子还在身边，你给他什么样的养分，他就能结出怎样的果实。

"被信任的孩子，未来才有信任自己的勇气。"

——芳疗师的疗心话语

芳疗建议

【信任】

香气配方：沉香、檀香、乳香、没药、桂花

使用类型：香丸

香气属性：家庭的情感需用心雕琢、用心感受。因此我带着孩子从品香入手，从众多植物粉末中，他挑出了让他感觉较为沉稳心安的**沉香**与**檀香**，对他而言这是佛堂的味道，还挑出了**乳香**及**没药**，徐徐的树脂馨香带着木质的沉稳力量，末了再撒上些许干燥的**桂花**，让甜甜的香气得以将幸福与喜悦内藏。

揉塑香丸的过程中，小立有了领悟，他说："老师，制作香丸看起来没什么，但其实并不简单，粉末的选择与用量多寡会调制出不同的气味与黏性，就会影响香丸的品相。"我说："是呀！虽然粉末的选择足以左右香丸的调制，但在捏塑的时候也可以通过手感控制，去塑形调整！"小立说："嗯！所以要轻轻地去感觉，慢慢雕琢塑造，才会圆润！"

当你觉得为了家人而失去自己时

儿时的我们依赖着家庭的呵护，也依循着家庭规范长大。然而家家有本难念的经，每个家庭的人口、条件与情况都不一样。有些孩子被迫提早承担家庭的重担，如同我的一位刚满十八岁的学生，她从十五岁初中毕业即开始支撑家里的经济，当时年纪太小无法打工，但邻居开早餐店的阿姨熟知她家中的状况，因此让她在早上上课前负责开门及基本清洁，当她讲起这段过往，讲的不是如何辛苦，而是感谢邻居阿姨给她这个机会，让她除了学校补助外，还能让妈妈及妹妹至少都能够吃饱！家人的牵绊对她而言，是种温暖、相依为命的归属感。

然而，还有一种牵绊不是来自于金钱或生活负担，而是血浓于水的亲情牵绊，随着我们一天天成长，家中长辈也一天天老去，当你有了自己的家庭，也养育了自己的孩子，人生好似增添了更多的责任，我们常常需要牺牲许多自己的时间、生活或是工作，才能完成这美好的家庭任务。但我们一样可以利用琐碎的时间安排规划、朝自己的梦想去实践，当然也别忘了给自己留点空闲时间。因此，不要把家庭牵绊当成自己无法圆梦，甚至是不知喜乐的借口，只要你不放弃，一定可以走你想要的路、过你想要的人生，只是时间长短罢了！

现代妇女已然不同于过去，如同我一位年近半百的学生，她是独立接案的讲师，除了要照顾自己的家庭，还要照顾年迈失智的母亲，她的时间规划是在白天的时候把母亲送到日间照护中心，自己下班后再把母亲接回家，让老人跟孩子可以一同享受亲子时光。但在季节交替时，母亲的精神状况不太好的时候，她就会找护工帮忙。而在例假日时，她会请先生陪伴孩子，她就带着母亲去游山玩水，带着母亲重新认识这个世界，在这看似束缚的处境中、重新燃起并找到生命的契机。

每个人就算心愿再大，也只有一双手、一双肩膀，在二十四小时里，可以做多少事有限，凡事尽力就好，倘若超出自己能负荷的，就得适时寻找协助支援，否则若死命硬撑，则照顾者与被照顾者恐怕都无法快乐。

在苦的逆境中感受到甜的滋味，势必更加甜蜜。人生路途或许相似，但有人埋头直走、眼中只有尽头，而有人在跨步前进的路途中，依然欣赏着晨起夕落，享受那微风轻抚、撩拨着路旁盛开的花朵；总之，人生路途正不断延续着，是笑着过或哭着过，全凭你个人抉择。

"每天给自己一刻钟的时光，徜徉在温暖舒适的馨香中。"

——芳疗师的疗心话语

芳疗建议

【归属心安】

香气配方：山鸡椒、丝柏、缬草

使用类型：滚珠瓶按摩油、沐浴锭、足浴锭、香膏、水油胶、舒眠喷雾

香气属性：山鸡椒是台湾地区的原生物种"马告"，有着山林的旷野并夹带着柠檬气息，气味清新散播着沐浴在阳光下的喜悦；**丝柏**带来重生与疏通的奇迹；缬草富含着大地的滋养成分，其药草强烈气味，用以摒除杂念与妄想，孕育着生生不息的能量。

别让原生家庭成为你自苦的理由

用心智图的概念来说，人生的每一个选择都是一个起点，朝向四方，可以任意展开多样的枝干与脉络，每个岔路都可以带我们走向不同的旅途。人生该勇于尝试、就算遇上不通的道路也不见得需要回头，轻松自在转个弯，就又是一个起点！而沿路走来的足迹都是凝聚着成长酸甜的历程，该卸下的包袱就该放手，否则你该如何去摘采沿路的果实，去拥抱前方的幸福？

我们有许多的局限与信念基础来自原生家庭，但不可讳言，除非这家庭的功用全然崩坏，或者暴力相向，否则接受不接受，全然在你不是吗？犹如一个家庭有相同的生活形态与一致的教育模式，但其子女的个性却截然不同。因此可以这么说，人的出生带着不同的气质与天性，这些特质会在成长过程中对所碰到的相同事件产生不同解读，而不同解读就会产生不同信念，接着造就出不同性格。

家庭真会塑造孩子的样貌，但是如果你现在已经成熟、长大了，就该承担起照顾自己的责任。如果身体受伤了，就该细心调理呵护，心若痛，就该用爱去灌溉修补，甚至可以去拥抱那躲在角落里哭泣的自己。现在的你可以无比强大，只要让心柔软并且充满支持与爱，就有足够的力量去填补生命中的缺憾，用双手去塑造、去实践开拓你想要的生活。

家庭空间的气味疗法：扩香球瓶

每个空间皆有不同的气息，不仅来自空间内的摆设或装饰，更充斥着这空间里生活的喜怒哀乐，塑造出不同家庭氛围。然而香气的改变，足以调整空间的氛围，传递不同的情绪，营造和谐家居。

"用香气雕琢打造友爱和谐舒适家居。"

——芳疗师的疗心话语

> **芳疗建议**
>
> **【净味消臭】**
>
> **香气配方：**甜橙、乳香、岩兰草
>
> **使用类型：**扩香木球、空间喷雾
>
> **植物属性：**全家人齐聚的时光多在傍晚时刻，此时不妨来点甜橙气息带来暖心愉悦，夹杂着乳香的树脂香气用以柔软每个人的心房，岩兰草的扎根稳定，可以收拢各种在外奔波繁杂的疲惫，全家人可以在家身心放松且感受愉悦，让家成为最为舒适的休憩港湾。

第四章

◆

来自职场的情绪

Emotion & Aromatherapy

在现代社会里，我们在职场里的时间通常比在家还多，要和来自四面八方、不同个性的人相处共事，难免会有想法上的差异，产生出大大小小的情绪问题。在职场上与同事、主管、客户的相处方式，其实反映出你来自什么样的家庭、接受过什么样的教育，通过这个章节，让我们来深入探讨。

职场能反映你来自什么样的家庭

虽说家庭就像一个小型社会，但当你离开校园，正式进入职场，才会发现现代社会下的职场环境极具竞争力，中产阶级正往下沉沦，职场生态逐渐趋向两极，倘若不能以专业知识求生，就只得依赖劳力生存。且职场不像家庭，职场讲究人际互动与交流，无论你的天性如何，一旦进入职场，势必就要经历一番淬炼，才得以磨炼出一套适合环境与彼此的方式，而人际互动极需技巧，这与成长背景与历经家庭教育也相关。

工作信念之于职场极为重要，因为不同的认知就会牵动不同情绪，如二十世纪四五十年代对于职场的责任义务皆属自律性，人们普遍都有"拿了钱，就要把工作做好"的态度，当时的人普遍刻苦耐劳，多注重自己在公司能有多少贡献，因为生活需求，工作较为战战兢兢，竞争性变相强烈，就担心被辞退而丢了饭碗。然而现在职场形态大有变化，除注重个人专业、更讲求团队与人际，一句："一个人走得快，一群人走得远"的职场团队精神，让所有成员谨守个人的位置，而每个位置相互支援，以形成一股强大的互助力量，如此每一个人就能发挥所长且达到资源共享。在这种理想运作的职场生态下，就代表员工多少需要放下自我以配合团队需要，然而倘若个人底线未能设置，就可能导致某些不平等或不愉快产生。尤其在职场，大家来自不同的家庭与不同的生长形态，个人的定位让底线有所依循，也有助于职场互动与分寸拿捏。

美国社会学家尔文·戈夫曼（Erving Goffman）提出戏剧理论来诠释个人与社会人际互动的关系。人际交流的行为和外表往往维持着社会秩序与群体互动的准则，因此在不同场合，我们会通过印象整饰（Impression management）方法来塑造我们给予别人的印象，用以维持自己在团体社会里的理想化形象，其中蕴含了一定程度的掩饰，例如：

★ 自卑的人以批评外表来稳固自我的价值。
★ 内心恐惧的人表现得嚣张跋扈以抚平心底不安。
★ 寻求他人赞赏的人以乖巧和群的姿态出现。
★ 自我保护的人以公正不阿来维持自己的信念。

久而久之，人的天性或许逐渐被塑造出的理想化形象所替代，而这种外显形象还会随着不同的团体时空而改变，就如同我一个朋友说道："当工作久了，身份角色多了，就越觉得自己的多重人格更为明显。"性格或与人相处的表现不仅止于个人外表形象，需经由互动才会启动回应，而不同回应来自于经验、期盼或自我保护。

其实，就一个身心成熟度足够的人而言，无论在家、职场，还是不同空间团体，所展现的行为与态度应该都是一致的，然而许多人并非如此，为了稳固团体形象，但未能厘清自我价值与底线，而造成职场人际关系困难。

就如一对感情极好的大学同学，两人同时应聘上一家发展极好的贸易公司，A十分欣喜获得这梦寐以求的机会，因此努力学习，期盼能通过表现获得赞赏；而W沿袭了大学时期的习惯，她善于交际，也惯于将工作推给A，让A为其掩饰并完成领导的交代，半年后人事调动，看到W获得升迁，让A顿时爆炸，抱怨领导不公正并控诉同学的不义。从公司的规模与视角，无论是准时下班或深夜留守，最后递交上呈的结果才是人事评鉴的成绩，故只能说W有能力让A为她完成一份份报告，而A就算再不愿意，却也一次次在W的拜托之下，极尽心力地给予支援。

其实，早在初入公司，头一两次在W寻求协助之际，深觉不妥的A若能适时婉拒，那么后续应该就会有不同发展。公事公办看似清晰简单，但在注重人际感情的华人社会真的困难，因此只能说：人该厘清自我信念且该设下自己的底线，就算他人踩踏了你的底线，也必须要在你清楚并且允许的情况下发生，否则如若觉得委屈或者不愿，就该据理力争，诚实地面对，千万不要错过了时机再来批评抱怨，如此只会让自己陷入一个个无尽的深渊！

后来，虽然W欣喜获得升迁，却因实力不佳而于不久之后被迫转调，而A因深感职场无眼而意志消沉，我只得请A以九宫格平行思考法探寻，思考职场（工作）对她而言意义何在，经过简单的文字填写，她找回了工作的初心，间接提升了生命的意义与价值。

与职场的九宫格

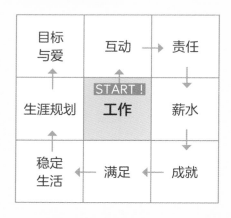

尝试写下你定义与职场的九宫格

	START！ （填入事件）	

当你觉得在职场被无理对待

在一场员工内训中，我遇见了在公司担任秘书的F，那一天让我印象极其深刻，只因一个小小失误，老板当着我与所有员工的面前，狠狠贬低了她，只见她微笑着频频道歉，也即刻补救解除了危机，我用余光看到她转进了楼梯间。

培训不久结束，我收拾了东西进入楼梯间，原以为她已离去，却听见有细小声音从上一层楼的转弯处响起，我稍发出声响再朝她走去，她正匆忙地擦拭着泪水，原本细致的妆容也已抹卸殆尽，我轻声问她还好吗，并把从会议室拿的瓶装水递给了她，她有些腼腆地说了声谢谢，接过了水并喝了起来，我陪伴她在阶梯上坐了一会儿，她突然深吸了一口气，为自己打气似的说："好了！我没事了！"那模样，我在许多遭受挫折的年轻人身上时常见到，带着不认输、不退缩、让自己奋力向前的勇敢。

她约我共进午餐，我也欣然应允，午餐在舒适明亮的简餐店内度过，期间她恢复了秘书原有的专业与自信与我侃侃而谈，并说到了约我共进午餐的原因，她想问我到底要怎样做才能让脸上一直挂着微笑，又该如何才能掩盖受挫或悲伤的情绪？她说起她在这公司已经三年了，公司的薪资福利、生态环境及与同事的互动皆十分良好，唯一美中不足的就是老板的脾气过于暴躁，而她身为老板的秘书，当然就首当其冲，每星期她会有两三次躲着哭泣，所以每次被批评过后消失半小时或一个小时，同事们也习以为常，甚至有同事会在她返回座位时递上一杯咖啡为她打气，朋友们时常为她抱屈甚至建议她另谋高就，但她总是觉得哭过了，就好似一切都已烟消云散。

> 我从她的眼神看到一丝闪烁，我问她：
>
> "心，痛吗？"
>
> 她喝了一口水告诉我：
>
> "不敢说痛！"
>
> 我说：
>
> "这经历对你而言是受伤的，你有没有想过要去改变，或者让自己脱离这个让你感到受伤的地方呢？"
>
> 她说：
>
> "向老板反映过，但老板以自己脾气难以控制为由，要我多担待。"

我让她把老板放置在九宫格的中心，完成后，她震惊了，原来她一直以来压抑着去接受着老板的脾气，是因为她在老板的身上看见了早年过世的父亲的影子，因此就算被骂得体无完肤，她却仍然留下来，只因为感觉到心安。

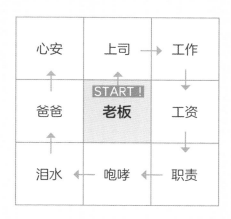

人的信念源由绝对比你知道的还深刻，有的时候遇到了当下无法厘清的情绪，最好暂时跳脱，先让自己从漩涡中剥离，待心境平静时再来好好思考、细细摸索，这是我现在的情绪吗？我与他的关系是不是对于谁的影射？我是否曾经有过相似的经历？试着找找潜意识或已然遗忘的因素，让自己通过自我探索，去理解并修护曾经埋下的伤口。

"适时跳脱，更显清晰。"

——芳疗师的疗心话语

芳疗建议

【清澈、透析】

香气配方：绿薄荷、迷迭香、柠檬

使用类型：热蒸吸嗅、鼻吸器

植物属性：当身陷迷障，无法看清事物的整体样貌，唯有保持距离，所见才得以清明，清晰、提振、愉悦是绿薄荷、迷迭香及柠檬香气的助力，可以单一选择或者复配调和，让香气通过鼻腔进入边缘系统，整顿心情、行为、学习记忆，带你适时跳脱混沌的漩涡，协助思绪日益清晰、透彻。

当你觉得工作总有满满委屈

在一次人际互动与职场舒压的课程里，学员以她一位女同事为例，询问大家的看法，这位女同事学历优异，在公司内行事积极，业绩顶尖，但有个缺点，她行事作风稍显任性，屡屡不遵守公司的规定，频频挑战老板的底线，所以老板并不是很喜欢她。而她也十分清楚老板对她有意见，却又不愿微调修正，导致办公室内不时擦出火花。每当冲突发生的夜晚，她就会找几位要好的同事共聚晚餐，席间大肆抱怨，批评老板的执着，再诉说不遇伯乐的辛酸与委屈，同事们看着这相同的戏码不时上演，有人为她叫屈，也有人要她认清角色好好收敛，而这一场场劝诫、安抚、意见纷飞的聚餐延续了一整年，原本真诚提供意见的同事们纷纷避免同行，因为深觉这位女同事百劝不改，让苦劝她的众人备感疲惫。之后，这位女同事就开始把目标转至其他部门，甚至邀约刚入职的新员工，据说聚餐内容依旧是委屈诉苦与循环式的怨念。我常说："只愿雪中送炭，无须锦上添花"，当你尽心提供建议，却不见对方参考采纳，这时就该适时放下，因为朋友或许就只想要找人倾听而已。

每个行业都有些许潜规则与辛酸苦乐，而对于上班族而言，抱怨公司领导或同事，一直都是茶余饭后自我调剂舒压的方式，但我们往往会发现，最会抱怨的同事，往往都不是主动反抗或者主动辞职的人，而抱怨也不代表他们会做什么改变，有时满嘴抱怨却在行动上百般屈服，那么抱怨的意义何在？或许是为人生的无奈大吐苦水，也可能希望获得别人的关心，在这时候给予任何意见，其实也起不了任何作用。然而抱怨也可以十足洒脱，就像我有个朋友，她告诉我："借我吐吐口水，你不用给我任何意见，只要陪着我，让我知道我不孤单！"

然而身为老板也有老板的难处，重视业绩的老板，通常只看成绩表现，因此面对下属的挑衅，包容性较大；然而倘若是一位关爱自己的老板，无论员工业绩如何优异，都无法接受对自己不够尊重的员工。其实无论你在职场属于食物链的哪一环，每一个人都要先爱自己，懂得爱自己了，才能宜柔宜刚，做到保护自己，不自伤也不伤人。

"柔软，是化解强硬与抗争最好的良方。"

——芳疗师的疗心话语

芳疗建议

【柔软以对】

香气配方：乳香、香桃木、冷杉

使用类型：鼻吸器、热蒸吸嗅、滚珠瓶按摩油

植物属性：柔以克刚是千古不变的定律，然而柔软的先决条件是要有强大的心念，善用香气可以有所助力。**乳香**的香气用以护持，让心念凝聚且安稳沉静；**香桃木**的气息带你迅速脱离过往的不安与伤痛；**冷杉**辽阔的包容力量，可以挑高驻足、强大护守。

当你遇到厘不清的同事关系

有一对很要好的同事，A的能力很强，时常会明里暗来帮助能力较差的B，例如，时常把刚到手的顾客转介给B，尽管被转介的顾客常因为B的能力不足而自行返回找A。私下两人相处，大多由A买单，A认为自己收入较高，故不以为意。然而久而久之，B也视为理所当然。直到发现B已许久不再开发新客，就单等A提供客源，且客户抱怨连连时，A才惊觉他不能再以这种方式协助B，要让B学会成长，才足以提升能力，然而B全然无法理解A态度的转变为何，反倒觉得A不讲义气，两人因此闹翻，之后就再也不相往来了。

这其实是同事间很常发生的故事，尽管"一个愿打、一个愿挨"，但站在A的角度来说，就算没有任何回馈，持续不断付出他也欣然接受，毕竟自己拥有且愿意与好朋友分享；而针对B的处境来说，不断接受别人的好处，而没有自主能力，容易逐渐失去自我，以为所有人就应该这样对待他，这的确会混淆自我价值。两人应找到突破口，让双方都有改变的机会，A应当适时带领，让B有机会去开发自己的客源，也拓展自己的能力，如此就不会让双方呈现不对等的关系。而B也要审视自己，极力弥补不足的专业技能，虚心求教，为自己的职业生涯负责，否则身陷迷雾之中，却不见自身不足，对于人生或职业都将是种显性的伤害。

"厘清现况，是优化人际关系最好的推动力量！"

——芳疗师的疗心话语

【突破迷障】

香气配方：桂花、玫瑰草、丁香

使用类型：香膏、滚珠瓶按摩油

植物属性：人总因身处其中而难以厘清现状，**桂花**的香气浓郁辽阔，让心神安定，可以用心感受生命的现状；**玫瑰草**的气息独特优美，用以唤醒反复迷失的自我；**丁香**的香味强烈，足以坚定信念，让你稳健向前。

当你遇到情绪化的同事或领导

在工作中我们常遇到所谓情绪化的人，可能没说上几句，就暴跳如雷或歇斯底里。就情绪层面，如果可以好好说话，谁不愿意好好沟通？情绪化的人的背后一定有原因，他可能身体健康不佳，或正有麻烦事务缠身，更或许跟他过去成长环境有关，他们应当有着自身的局限而无法脱身；倘若碰到这种情绪化的人，我的建议就是明哲保身，不要想着去改变对方，该在保护自己的前提下，先退至一旁，避免正面相冲，因为一个没有办法控制自己的人，最容易万念俱灰、玉石俱焚。在还能沟通的情况之下，你可以尝试以下列应对方式：

用行动、言语去转移对方的情绪：如"昨天睡得好吗？""想喝杯茶吗？"，也把自己从对方的情绪中抽离出来，这时就容易去化解。越是无所谓，对方越无法动摇你。

正面对决：引导对方的情绪，"你现在有情绪，先缓和休息，等你情绪平稳了，我们再来讨论""你音量太高，语速太快，你可以好好说，我们一起把事情解决"，你自己只要够稳定强大，就有足够力量去掌控现场。

如果对方的情绪已经产生攻击性，而自己的情绪已经感到受伤，就该勇敢制止！制止是一种手段，而不是发泄，要让对方知道，他已让别人受伤，让他能够适可而止。

"情绪化伤人又伤己，是职场互动的大忌。"

——芳疗师的疗心话语

【排解冲突、稳定心绪】

对　　象：情绪化本人

香气配方：檀香、黑云杉、土木香

使用类型：空间喷雾、香膏、滚珠瓶按摩油

植物属性：适时转圜是化解冲突最佳的方式，不妨借檀香的智慧，先静观其变，再灵活应变；黑云杉的空灵气息，可以辽阔心胸，让受牵制的情况获得转圜；而土木香富含大地土壤馥郁气息，可以使人放慢步伐。

对　　象：周围被波及的人

香气配方：柠檬马鞭草、茶树、沉香醇百里香

使用类型：空间喷雾、香膏、滚珠瓶按摩油

植物属性：空间氛围复杂且微妙，伴随着情绪张扬，唯有稳定固守方可自保，柠檬马鞭草的清新草叶香气富有强大的稳健气息，佐以茶树醒脑欢愉的香气，让受惊吓的心灵得以休憩安适；沉香醇百里香的草药气息，振奋鼓舞，也带来勇气。

办公室空间的气味疗法：空间扩香

在日本，有些企业为了让员工可以准时上下班，提高工作效率，他们会重视办公室空间的气味，例如，施以香氛在早晨散布欢乐激励的气息，让员工身心愉悦、激活脑力，促进上班的效率；而过了午休时段，空间内部就转为强烈的气味，例如，丁香，能够有助于加速午后的工作效率。因此，在工作善用香气，通过气味调节，让情绪产生共振，以营造舒适、有效率的工作空间。

"疲惫之余，不妨让丁香点燃生机。"

——芳疗师的疗心话语

芳疗建议

【净味消臭】

香气配方：干燥丁香

使用类型：丁香球

植物属性：**丁香**是东方自古以来广为使用的草药。其性温味辛，极具杀菌、消炎止痛特性，气味微甜略带药草气息，非常适合在疲惫纷扰的午后嗅吸，用以振奋精神、提升工作效率。

第五章

◆

来自另一半的情绪
Emotion & Aromatherapy

爱情是既美丽又残酷的，在所有的人际关系之中，应该是最多人苦修却过不了的一门功课。爱情的甜美让人心生向往，爱情的愉悦让人甘心与另一半共度一生，但有时爱情的迷幻却让人看不清自己与对方，爱情的苦涩则让有的人不敢再尝试……无论你属于哪一种，我们都能从恋爱对象身上反观自己情感上的所需所求，探索那可能从没发现过的"另一半的自己"。

用情绪芳疗卡洞悉自己的情绪与双方的关系

爱，是什么？有人轻佻无心，把爱情当作游戏；有的人却受尽委屈，爱得卑微彻底。就生物学观点而言，爱是一种化学反应，取决于人们对于生理激素的魅力或情绪索求的多样性，爱将因为不同的生命历程，随着时间流转而有所改变。年轻时，"爱不爱"很重要，只要认定我爱你，就可以理所当然、义无反顾地坚持下去，这种爱是悲壮的！再稍成长，开始懂得为自己发声，讲求回馈互动而坚持着"我爱你，你也应该爱我"，这种爱蕴含着部分迁就与强迫，总搞得两败俱伤，心被撕裂，而爱情仍旧莫名远去。直到年岁渐长，越过大悲大喜大怒的疯癫痴狂后，才会稍适明了，其实自己要的很简单，只要有人能够疼爱，能够尊重而且真诚相伴自己。

然而深陷爱情有时真难以自拔，身边的学生、朋友们曾在动情或心伤之际，寻求求神卜卦或算命，希望能透过神迹、点燃爱情里的光明，但往往获得了建议却不知其中真谛而难以实践。其实爱情需要天助更需自助，一切都在于自己的选择，唯有通过自身觉察及理性的评判思绪，才得以在爱情的漩涡里抚平浪涛。然而人事经历与环境冲击往往干扰且牵动我们的判断，此时不妨回归自然本质，除了以植物馨香稳定纷乱的情绪外，更可以采用情绪芳疗卡，凭直觉取卡辨识，依所取芳疗卡的特性，就植物能量来提升自身省思，通过牌卡上疗愈小语解说，您可就文字咀嚼探索，用以觉察人生道路上的曲折，洞悉每一个十字路口的课题。

情绪芳疗卡讲究的是情绪厘清与自我探索，通过当下身心现状，自救本能会依情绪所需，通过直觉去拿取相对应的卡片，再通过卡片上的植物特性及描述加以分析且聆听内在真实的声音。你可以就单一问题抽出一张卡片代表问题现况，再抽出第二张寻求破解与建议；或依照时间轨迹探索抽出代表过去、现在与未来建议的三张牌卡，抑或可以菱形比对抽出在关系中代表自己、代表对方、代表双方关系及代表建议的四张牌卡。牌阵摆法分别如下：

单一问题牌阵

问题现况	破解建议
1	2

时间轨迹牌阵

过去	现在	未来
1	2	3

双方关系牌阵

双方关系

3

自己

1

对方

2

建议

4

如果你在爱情中找不到自己

美国有部电影以20世纪50年代仍旧保守的美国为背景，演绎了一位依附丈夫生存的女性，在历经婚变后蜕变成一位有主见且站上舞台的独角喜剧演员，相关影评称："一个女人最美的时候，是成为她喜欢的自己！"唯有勇于追寻，才能对自己认可，去展现自己那最为真实且自在的模样。

有一对情侣当初同时受到好友的邀请担任婚礼的伴郎与伴娘，她记得初次见面时他正试穿着一套白色伴郎套装，如儿时梦中的白马王子模样，随着婚礼的筹备，他俩也日益熟稔，有一次开玩笑，他说："你要是没有男朋友，那就当我的女朋友吧！"她喜悦应允，以为从此就可以与王子过上幸福美满的生活，殊不知那才正是迷失自我的开始。

因为爱他所以接受他所有的意见，努力成为他喜欢的那种女孩，她开始蓄起长发，因为他爱看长发迎风飘逸；她报名学习烹饪只为他说要抓住男人的心就要先抓住男人的胃；她尽量减少同事朋友的邀约，只因他说这才是好女孩的表现；他决定了约会地点，主导着餐食点选，帮她挑选服饰配件，更主观设定了他俩该见面的频率与时间。在某一天清晨她突然惊醒，猛然转身望着镜中的自己，一阵迷茫困惑从脑海翻腾而出，因为她居然看不到原本的自己，这一年来到底怎么了？如果爱确实存在，她应该会觉得幸福满怀，但如果幸福存在，她不该恐惧着即将到来的见面，如果他真是她今生的真命天子，又怎么会感受不到他对她的爱，这突发的疑问让她顿时惊恐不已。

"让你爱的人看见最真实的你。"

——芳疗师的疗心话语

芳疗建议

【回归真我】

香气配方：快乐鼠尾草、沉香醇百里香、玫瑰草

使用类型：滚珠瓶按摩油、情绪香水、香膏

植物属性：尽管情绪的觉醒会带来不同程度的伤痛，但不得不厘清现状，才能跳脱迷障，强大心念且从中学习成长。以**快乐鼠尾草**的香气保持幸福感官，**沉香醇百里香**的防御能力用以排除阻碍、带来崭新的生机，而**玫瑰草**暖心的气息，带领你回归真我，重拾真诚纯粹的自己。

如果你总看不清爱的迷障

有一次在课堂上，我用两侧区隔法简易示范用来厘清事件的方式，突然一位学员建议她的同班好友以这方式去剖析她对于不时暴力冲动的男友的真正想法。她拿出一张纸，在纸的中间画一条区分左右的线，左边写下对男友正面感觉，右边写下与之相处时的负面感受，结果左边只写上"我爱他"，右边却流畅写下近二十个负面的词语，例如，不安、恐惧、伪装、伤害、等待……还未待写完，她就红了眼眶问我："老师、我是不是应该要离开他？"旁边的同学们一致说着："当然要离开！何苦用一个'爱'，去换来这么多的伤害？"我告诉她："大家可以给你建议，但你必须自己判断，自己做决定，因为这是你的人生！你该选择自己想要且适合的！"她在纸上画出了九宫格，并写下自己对于男友的期盼与需要：

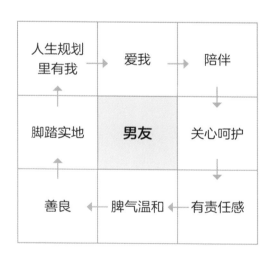

在选择恋爱对象时，我们常常被问到："你喜欢的类型是什么？"，通常我们也能列出一系列要求，但感情就是不讲道理，真的遇上了，所有设定的条件都好像不再重要；也因为爱与不爱是内心的感受，实在难以用言语诉说，然而这种飘忽迷离的情爱，就容易随着时空与环境变迁而变形或不再，甚至爱不爱会成为一层迷障，让人看不清其他真实的存在。

想看清爱的迷障，先侧写自己对爱的需求

因此当她画出九宫格，并写下对于男友角色的期望后，她原本深锁的眉头霎时放松了开来，因为她发现她所写下的八个期望，男友其实符合了陪伴、关心呵护、有责任感、善良、脚踏实地与将她放置在人生规划，但因为男友的脾气时常暴力冲动，让她不时怀疑他是否真的对自己有爱；伴侣间的隔阂通常来自不同的成长背景，因此要用"爱"奠基，再以"沟通"去包容彼此，因此我建议她回去找男友谈谈，告诉他她的恐惧、期盼与爱。

后来她告诉我是她的不安挑起了男友的暴力冲动，原来在她的认知里"我爱你、你就得如何爱我"，不免让男友心生无奈，最后只能暴力冲动对待，如今两人已经沟通好，也调整了相处模式，更坚定彼此能够走向未来。

"在爱情的世界里就要敞开心扉，用爱、喜悦去对待。"

——芳疗师的疗心话语

芳疗建议

【圆融有爱】

香气配方：白珠树、甜茴香、山鸡椒

使用类型：滚珠瓶按摩油、香膏

香气属性：爱情有如磁扣，需要有相互吸引的力量，更要有凹凸契合的模样。**白珠树**果决强烈的气味是彰显情爱最为积极象征，不仅激励，更能清晰畅快带动着情感攀爬升温；**甜茴香**气息香甜，善于疏通圆融，有着促进消化与大度包容的特性；而**山鸡椒**那柠檬清新的气味，可以让彼此互动更显真性情，随心自在、享受爱情沐浴在阳光下的清新舒畅。

当你觉得爱情模式总陷入同一个套路时

有一位学生告诉我："我要避开像我爸爸那样的男人，我不要过像妈妈一样的生活。"因为她有一位家暴父亲，尽管爸爸未曾对她动手，但从小看到妈妈被爸爸打得鼻青脸肿，这种恐惧总迫使她尽量避免回家。

就算她不断提醒自己，但每次交往的男人都是因为动手打她而宣告分手，因此她问我："被打的命运难道也会遗传吗？"我相信世间万物的发生一定有其原因，因此我让她跟我说说与历任男友相处的模式，并演示了冲突的发生，其中我发现了关键的重复性对话，先不说每次冲突的对错归属，但总是她一句"你打我呀！"成为启动挨打的按键，原来这也是她父母发生冲突的原因，通常晚归的爸爸已经疲惫不堪，妈妈却还是会去硬碰硬，当激怒了爸爸，妈妈就总是一句"你打我呀！"或"你敢你就打呀！"而演变出那一次次家暴。

当她看见这个局限，回家告诉妈妈她的发现，她提醒妈妈要转变与爸爸相处的语言，因此当冲突再次出现，妈妈突然一句："你打了我这么多年也够了吧！"让夫妻关系瞬间转变，爸爸从此居然不再对妈妈动手。而她自己也重新学习新的情感模式，在不久之后，终于找到那让自己备感安定的幸福。

夫妻的爱，是一种长远的责任，把两个人凝聚在一起，在相处的过程中，彼此学习着理解与交流，这种讲求真挚情感的爱，该是无比自在与信任，伴随着稳定、安心、尊重再添加些日常生活的愉快，倘若两人都能觉察并朝向这个方向努力，这种爱才能够长久经营，也足以真诚对待彼此。

"诚挚朴实虽不似风花雪月刻骨铭心，却能走到天长地久。"

——芳疗师的疗心话语

芳疗建议

【诚挚去爱】

香气配方：乳香、佛手柑、广藿香

使用类型：滚珠瓶按摩油、情绪香水、香膏

香气属性：日常生活总离不开柴米油盐，犹如生活总夹带着各种变化与磨炼，然而只要情感诚挚存在，就可以长久相伴直到白头。**乳香**的神圣木质香气多用于净化冥想，可以开阔胸怀，增加心肺互助的力量；**佛手柑**带着簇拥坚持的力量，牵着伴侣的手，朝气蓬勃地迎向烈日艳阳；**广藿香**的气味滋补浓郁，疏通拓展了多样的生活，也温润了日常家居的气息。

当你觉得爱情成了单向付出时

我的一位好友，她有一位交往多年的男友，总把她像公主般宠爱着，但有一天，男生对于单向的爱深感疲惫，因此提出分手。我朋友在初期以为彼此存在的只是习惯，后来才渐渐发现，原来在被呵护的过程中，自己早已深受感动，也惊觉到自己已经爱上被他每时每刻拥在怀中，这感觉一经确认，她寻求好友们帮助，在众人的祝福声中，把男生给追了回来，也诚挚宣布了她对于男生的爱。

单向的爱需要莫大的信念与勇气，但却不见得能够得到同等的对待，或许总得等到事过境迁，被爱的一方在多年后会突然想起这已经错过且逝去的爱，然而爱情无法回头，倘若遇到值得相伴的人，就该好好经营，才能避免错过彼此。然而两人相处还真得有着相同的信念与情感，单方的付出会促成情感的伤害。

两人相伴，如果一方是成熟（稳定）的，一方是不成熟（不稳定）的，成熟的人如果一辈子都能包容、没有怨言，那么两人的相处应当能够长久。然而包容总有极限或是疲累的时候，此时放手才能解脱，你或许会说如此才能强迫被保护的人学习成长，但突然分手对于习惯被包容的人而言又怎能说公平？这又何尝不是一种伤害？因为两人相处该是互动且有所进退，倘若交往初期成熟的一方可以慢慢教导，两人同步理解感情的互动并交错进退，如此的爱才能长久。然而倘若依赖单方以成熟相待，这对于彼此间的关系，着实是种不平等对待！爱是彼此，关系也该共同经营，因此两人都该各自努力，让自己稳定成熟，才足以去承载彼此的未来。

"忆起相爱的初心，珍惜这茫茫人海中遇见的爱"

——芳疗师的疗心话语

芳疗建议

【挚爱】

香气配方：大马士革玫瑰、永久花、快乐鼠尾草

使用类型：滚珠瓶按摩油、情绪香水、香膏

香气属性：珍惜、蕴含着挚爱的芬芳，需要好好去接受与对待，爱、需要两颗心相连相伴，相互包容理解且完全相信与关爱。**大马士革玫瑰**的气息典雅细致，十分适合用来谈情说爱，让爱柔软；**永久花**的坚韧与执着，得以在冲突之际保留彼此的信念，并让爱得以在阳光照射下恒久长远；**快乐鼠尾草**的气味将赋予爱呵护与细心灌溉，让幸福永远常在。

当你觉得等爱是一种美德时

"不爱了，心就不会痛了！"这句话来自三十岁的V，她前年结束了一段长达八年的恋情，对方是她大学的师兄，也是她的初恋，初次在学校见到温暖热情的他，让她顿时着迷，因此在他主动提出交往时，她想也不想就应允了。大学的生涯，因为有他而变得多姿多彩，在他毕业且工作稳定之后，他提议合住以方便相伴照顾，就此踏上两人同居的新里程，而此事让双方家长十分震惊，故在仓促筹备下完成了两人的订婚仪式，那一年她二十三岁。亲近的好友揶揄着她，为什么不直接结婚呢？她说他想在经济能力完善时，再给她一个圆满幸福的人生。

日子就这么一天天地过去，两人的生活从初期的甜蜜热络，慢慢变得朴实家居，他说这才是真实的爱情，所有的火热痴狂都只是恋情初期的调味假象，但对她而言，一切都变得不再一样，两人相处渐渐平淡如水，她知道，这不是她想要的感情！

从大学时期，她对他一直像对偶像一样崇拜着，她照料着他的日常生活起居，帮他打点着服饰与饮食，而他回以轻拥道谢，让她雀跃不已。毕业以后，两人有了各自的工作领域，她总还精心准备，珍惜一次次的相聚。而如今两人同在一个屋檐下生活，感情反倒不如那每周一次的相聚。

痴心等爱，却"碍"了自己的未来

这样的日子没有波涛，在她自我释怀中又过了数年。那一年她二十八岁，她跟他提及父母催促着他们结婚，这才看到他眼中的犹豫，她一时忍不住，质问起他对她的心意，接着数天他日日晚归，只能通过浴室移动过的清洁用具，才确定他曾回家。直到那周周日清晨，她在睡梦中感觉到一旁的凝视而睁开双眼，看见他正不安的伫立在床边，未待询问，他自行开口说了句："我发现我根本不爱你，我们分手吧！"她立马惊醒，转移至客厅，见到一个不属于这个家庭的女孩，他殷勤呵护拥着女孩入怀，她这才知道他近年来频繁出差，就是因为他找到了真实热烈的爱，他说一直以来他总认为平凡才是真爱，但自从遇到这个女孩，他才知道原来愿意付出才是"爱"真实的存在，他说谢谢她多年来如此深爱，也祝福她找到幸福的未来……

再次回忆，诉说着这伤她至极的过往，她说她最大的错误是不懂爱情应该平等对待，如今好不容易走出忧郁的阴霾，她说最好的保护，就是宁愿再也不要去爱。

"总得暴露伤口，才得以真正获得痊愈。"

——芳疗师的疗心话语

芳疗建议

【修护伤痛】

香气配方：岩玫瑰、杜松、没药

使用类型：滚珠瓶按摩油、香膏

香气属性：身体的伤有一定的愈合步骤，心里的伤亦然，但越是时光久远的伤痛，越容易深埋久藏，隐藏心底深处，也牵动着神经与情绪，直到人体不堪重负，痛楚伺机而动大肆宣泄。适时开启一扇门窗，任由**岩玫瑰**温暖厚实的香气挥洒，渲染出满室暖阳，给予心灵最实质的支持力量；**杜松**的气息带有木质浆果馨香，用以驱逐捍卫，守护专属于自己的一方天地；而**没药**蕴含微苦的树脂气息，化瘀修护，释放不敢言爱、长期备受钳制的心灵。

爱情也需要一些"性致"加温

"希望我们下次相遇，你已刚好成熟，而我也能适时温柔。"

在讲求便利快速的社会中，对于感情的培养，似乎也无心忍耐甚至等待，然而，当年轻人在情窦初开之时，就可能跨越界限又无法实现任何承诺而造成伤害。其实两人相遇该评判当时现状，只进展到两人可以承担并负责的阶段，如此论述其实很不实际，曾经年少的人都知道激素散发时的威力，但就因生命、身体该自己掌握，若非成熟，实在难以对彼此负责。

爱的亲密表现会从许多小地方透露，不仅在眼神流转、肢体动作，还在言谈中、在字里行间呈现，情欲将会随着呼吸散播在整个空间。有的爱涓涓绵绵，有的爱浪涛涌现，然而一份契合的爱才能够长久相伴。

"善用香气可以在性爱之际增加绮丽涟漪。"

——芳疗师的疗心话语

芳疗建议

【情欲绵绵】

香气配方：依兰、大根老鹳草、欧白芷根

使用类型：滚珠瓶按摩油、情绪香水、香膏

香气属性：香气不仅创造情境氛围，更可以左右情绪，进而影响心情、行为、学习与记忆。以**依兰**铺陈，掀起爱人与被爱的感官涟漪；**大根老鹳草**充沛甜美的木质香气，用以激励人体感官觉醒，带你展开生命羽翼、展翅翱翔天际；**欧白芷根**独特的伞形家族气息，气味浓厚，带来滋补提振之感。

当你觉得夫妻之间已经不说爱

走入婚姻，我们渐渐会发现爱开始转变，当初因为对方的微笑而拼命追逐，如今微笑仍在，但你却发现，这一抹微笑已不足以牵动你一丝一毫的情绪。甚至早已遗忘当初为何去爱，更不确定是否能到达两人所设定的长久未来。

人与人相处常易因彼此熟稔而忘却了基本该有的情爱，但当组建家庭，就代表了彼此应该相携相助，以成就两人专属的未来，家庭生态不同于一般人际交流，而该以亲人的身份给予彼此更多的理解与关怀。如今，已不是男性独撑经济，女性也已迈入职场共同分担家庭的开销，并同步承担着家务繁杂，有时还得独自撑起一家老小的安排。因此不分男女，都应该共同承担家庭事务，并且双方还得预留时间确保夫妻交流的顺畅。

2011年英国学者提出一个新兴名词——交流昏迷症，指在婚姻生活中，明明近在咫尺，却几乎不怎么交流。夫妻之间严重缺乏交流，而对话唯一的话题都只围绕孩子。面对这严峻的情况，学者们找了两千对夫妻，进行了婚姻交流的调查，研究显示，有四分之一的夫妻每日交谈时间已少于十分钟，百分之四的夫妻因为工作繁忙而完全忽略了伴侣，而近三分之二的人表示，他们对于上社交网站的热情已远远大于亲子间相处或共进晚餐。

尽管华人世界有着根深蒂固的家庭模式，但现代人的压力与生活惯性却也让居家生活改变了该有的形态，家庭功能该有的保护、关怀照顾、角色扮演与互动支持，几乎被电子产品所取代，智能手机大大改变了一家人围绕在电视机前互动、交流的家庭时光，也封闭了家庭该有的功能趋向。

历久弥新的夫妻之道

人与人相伴，就该用心相待以行动表达，尤其是婚姻，每一对伴侣都该是因为彼此相爱而结婚，既然决定携手共度一生，就该彼此互助相伴地走下去，路途中就算直行不易，也可拐弯绕道，只要彼此相携，就算日常生活难免崎岖，手心的温暖度就可开拓无限的动力。心的温暖需要彼此用心去塑造，而当二人世界有了稳定舒适的温度，家庭氛围的暖意就可以开启。

许多人把生孩子当作延续爱情的武器，但倘若两人都无法担负起自身以及婚姻的责任，在对爱和情感关系都未能厘清的状态下，又该如何教导孩子该如何去爱？因此当二人世界拓展为三人、四人的时候，就该好好振作，为了孩子与家庭，夫妻双方都有责任与义务为自己选择的爱及延伸的爱负责到底。对爱负责不是空谈、不是幻想，家人可以一起发展共同的兴趣，一同参与学习各种活动，以增加亲子间交流，拓展家人的知识面，这样就会有更多的话题可以一起探索，并凝聚家庭的向心力。

夫妻失和是影响孩子情绪的导火线

一天夜里朋友D给我发来信息，说她的心刚被撕裂，不为夫妻频繁的争吵与情感日渐凉薄，而是今晚她接到孩子学校老师的来电，这才知道孩子的手上有着新旧交错的自残伤痕，校方已通知心理辅导机构，表示孩子曾谈及家庭缺乏温暖及充满言语暴力，她不得不拉着先生到孩子的房里，孩子一听到学校老师来电，突然激动地捶打桌面，她问孩子为什么要伤害自己？孩子却控诉着父母的夜夜争吵让她崩溃，她这才想起孩子曾经提起精神恐惧，希望妈妈带她就诊寻求帮助，她当时以为孩子只是课业压力，故稍加安抚就以为事过境迁，殊不知她错过的是孩子内心沉痛的呐喊，错失了孩子的求救信号……

她看着哭泣的孩子，内心撕裂沉痛不已，她问我该如何才能抚平孩子深层的伤痛，我说孩子的痛需要时间抚平，而父母的爱会是抚平伤痛最好的处方，因此当务之急应当先缓和与先生多年的冲突。

"凝聚家庭的爱，赋予孩子一生的爱情观。"

——芳疗师的疗心话语

　　芳疗建议

【凝聚家庭的爱】

香气配方： 桂花、檀香、月桂

使用类型： 滚珠瓶按摩油、情绪香水、香膏、扩香木球、空间喷雾

香气属性：桂花的香气厚实凝聚，蕴含甜甜的香气，可以收拢家庭该有的爱的气息；**檀香**的沉着稳定、富含智慧，可以调节全家人的互动频率；**月桂**的觉察与清晰，适合整顿调适居家情绪，当家庭的爱真实凝聚，便可以转变为拓展生活的最佳动力。

　　世事流转，难免会因为突发的摩擦而忘却了当初因何追爱。如果这是你的心声，那么就让自己好好回忆当初爱上他的初心吧！我的朋友圈里就有人用这方法去缓解夫妻相处的每一次摩擦。他们早在新婚之际就写下对于彼此的爱，之后每当起争执时，夫妻俩就会去阅读对方当初写给自己的信，再看看自己最初写下对于伴侣的爱，不愉快也就很快过去了！

细细品味爱的初心，让彼此谈爱不失温

与另一半相处，任何的情绪纷争都有可能霎时粉碎原本该是真实的爱情，然而就因为真爱不易，伴侣间的摩擦就该缓和情绪，给彼此一些时间细细思量，切莫因为一时冲动而种下悔恨。应当时时探寻初心，才能够真正拥有相契合的另一半，也能珍惜彼此、圆满你此生最实质的珍爱。

第六章

◆

抚慰情绪的芳疗配方

Emotion & Aromatherapy

本书收录有益于情绪排解、释放、重生的 48 种植物，芳疗师就每个实际案例，给予最适合的配方，并可搭配此章的制作步骤，在家自制成简单的芳疗小手作，通过吸嗅法、喷雾法、涂抹法、湿敷法、浸泡法，让植物香氛的温柔强韧疗愈你心。

香气在日常生活的应用

我们的生活充斥着各种香气，带动着日常生活，也左右着我们的情绪，虽然香气看不见，却极为强大，牵动着感官知觉，且影响行为的呈现。香气瞬息万变，呼应着植物生长的环境，最终凝聚形成独有的气味分子，经过采撷淬炼才取得那一滴滴精油的馨香，香气的结构也会依循植物成长的脉络而有所转变，不同结构代表着不同的植物历程，也就幻化出多样性的香气表征，我们只要能够从千万种香气里，找到对于自己有用的气味，就可以凭借香气护守，协助给予日常更完整的支持力量。

欲找到专属于自身的香气品项，必得通过香气嗅闻加以辨别，而香气嗅闻应当舍弃一般常见论断，例如，薰衣草安抚镇定或迷迭香醒脑提振，因为香气分子会随着不同人的生活经历或不同的心境，对人产生不同的回馈，因此每个人都有专属于自己的香气与需求，不妨好好内寻探究，找找什么样的香气可以在疲惫不堪的时刻拥抱你的身心，在萎靡怠惰的时候给予你鼓舞，在担惊受怕时提供安全的臂膀，在寒冷退缩之际给予你温暖守护的力量。

香气探索需要时间细细琢磨，你可以选个和缓舒适的时间，清空桌面，放置一杯清水，把你收藏的精油一一放置在桌面，另外准备笔纸，记录下精油香气在你脑内挥洒绽放的画面。首先拿起一瓶你想要探索的精油，以试香纸沾取少许，就可靠近鼻腔、闭上眼睛缓缓吸嗅，从气味去辨别香气类别，是花香、草香、木质馨香，还是种子果实、柑橘、根部土壤气息。再探究其感受特性，是暖的、热的、凉的，还是辛辣的。把鼻腔感受到的气味一一写下来，一般来说，对于气味的类别及特性感受通常因人而异，因为我们的鼻腔嗅球有着数不清的嗅觉神经，对气味的敏感程度不同，所以同样一缕香气，每个人所感受的气息就截然

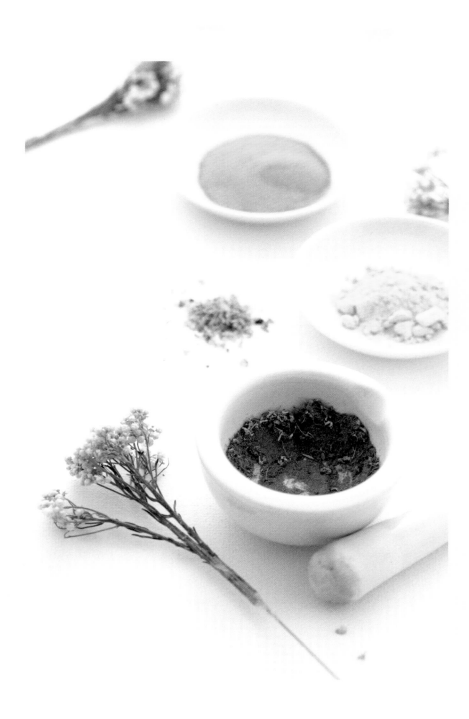

不同。当写下对于香气的本质感受后，再次闭上双眼深深吸嗅，去觉察香气进入人体的路径，去感受身体器官与部位对香气的呼应，并写下部位与感受；倘若嗅觉已经麻痹，可以拿起桌上预备好的水杯，喝一口清水并吸嗅几下清水的气味，待嗅觉稍微恢复，就再次拿起试香纸闭眼吸嗅，这次请感受脑海里是否有画面或者图片显现，再以文字记录下来；最后请直觉评估，写下一个代表这香气给予你的情绪感受，例如舒适、愉悦、放松、振奋、勇气、温暖、安全、舒压等。

香气探索步骤

1 准备香气探索的物品（精油、试香纸、一杯清水、纸、笔）。

2 将精油沾在试香纸上，缓缓闭眼吸嗅，写下香气的类别（花、木、香料、木质、草叶、根茎……）与特性（温度、感受）。

3 再次闭眼深深吸嗅，写下身体感觉到香气的传递路径，作用的器官与部位的感受。

4 第三次闭眼深深吸嗅，写下脑海中出现的画面或场景片段。

5 最后请直觉感受，写下这瓶精油给予你的情绪感受。

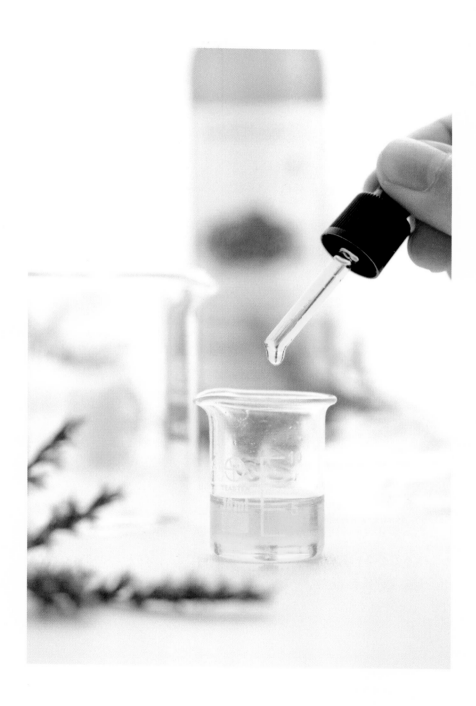

当找寻到适合你专属的香气处方，那么就可以开始实践、感受香气带给生命的契机与成长，香气的使用十分广泛，并不只局限于普遍的调油涂抹，你可以尝试采用不同的方式，享受与体验多样的香气途径。

吸嗅法

A 纸巾吸入法

1　将精油滴在干净的纸巾上。

2　再将纸巾包覆口鼻深呼吸3分钟。

3　正常情况下使用1滴精油。

4　急性呼吸症状处理可稍增加至2滴精油。

B 手掌吸入法

1　将1滴精油滴在掌心，搓匀，手心打开后覆住口鼻。

2　闭上眼睛，深呼吸3分钟。

C 蒸气吸入法

1　准备1个马克杯。

2　将约45℃温热水盛至七分满。

3　滴入事先调配好的复方精油（1～3滴）。

4　用双掌覆盖马克杯杯口，预留拇指间缝隙让口鼻靠近吸嗅。

5　缓缓深呼吸约3分钟。

喷雾法

A 身体喷雾

1 将调配好的复方精油调和少量伏特加（80%）协助乳化。

2 加入纯露（或加入纯水）。

3 每次使用前需摇匀。

4 脸部及皮肤问题使用浓度0.5%~1%。

5 对呼吸道与急性压力相关芳疗使用浓度3%~5%。

举例 调和30毫升、1%的喷雾，可将6滴复方精油先调入3毫升伏特加中稍事摇匀，再加入27毫升纯露或纯水，再次摇匀即可喷洒使用。

B 空间喷雾

1 将调配好的复方精油调和少量伏特加（80%）协助乳化。

2 加入纯露（或加入纯水）。

3 每次使用前需摇匀。

4 根据使用场合与香气强度不同，喷露浓度可以2%~8%。

5 适合帮助身心放松、冥想、提振效率、空气净化等。

涂抹法

按摩油、乳液

全身使用

1　使用剂量1%～3%；最常使用 2.5%。

2　高危人群应使用最低剂量。

3　针对心理、情绪等问题时宜低剂量使用。

4　有生理问题时，可使用较高剂量（2.5%～3%）。

举例 调和30毫升、1%的乳液，可将6滴复方精油直接调和入30毫升市售乳霜（以无香乳霜为佳），搅拌均匀即可涂抹使用。

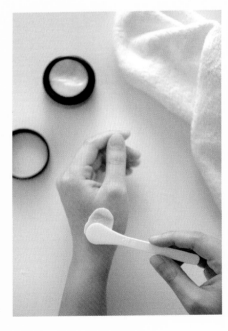
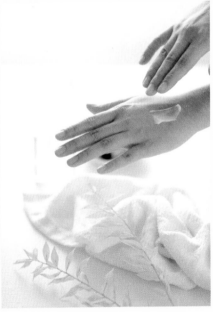

局部使用

1　一般使用或有心理、情绪症状时使用，剂量在 2.5%～5%。

2　皮肤护理时使用0.5%～2%。

3　有慢性生理症状时使用5%～7%。

4　有急性生理症状使用5%～10%。

5　高危人群宜依个别状况调整剂量（注意：少即是多）。

举例　调和30毫升、5%的按摩油，可将30滴复方精油直接调入30毫升植物油中（甜杏仁油、荷荷巴油、金盏花浸泡油等），搅拌均匀即可局部按摩使用。

湿敷法

局部使用

1　将调配好的复方精油配方2～4滴调和少量伏特加（80%）协助乳化。

2　摇匀后即可直接倒入冰水或温水中。

3　稍事搅拌，浸入毛巾。

4　拧至七分干后即可将之折好湿敷在局处，直到回温。

5　重复数回，直到局部舒缓。

6　冷敷或热敷须依循局部需求，请掌握发炎时冷敷（例如，扭伤），僵硬酸痛时温热敷的原则进行湿敷。

浸泡法

A 盆浴

1　将调配好的复方精油3～6滴调和5毫升伏特加（80%）协助乳化。

2　混合均匀，顺水流倒入39～41℃的温水浴缸中。

3　用手稍微搅拌均匀即可享受芳香沐浴。

4　时间为5～15分钟。

5　也可先将精油稀释后涂抹全身，再进入浴缸中享受泡澡时光。

B 足浴

1　将调配好的复方精油2～3滴调和5毫升伏特加（80%）协助乳化。

2　混合均匀，顺水流倒入39～41℃的温水足浴盆中。

3　用手稍微搅拌均匀即可享受芳香足浴，若是泡脚使用，时间为5～10分钟。

4　也可将精油稀释后涂抹双足，再将脚进入温水浴盆中进行足浴。

C 手浴

1　将调配好的复方精油2～3滴调和5毫升伏特加（80%）协助乳化。

2　混合均匀，顺水流倒入39～41℃的温水手浴盆中。

3　用手稍微搅拌均匀即可享受芳香手浴。

4　浸泡时间为5～8分钟。

5　也可将精油稀释后涂抹双手，再将手置入手浴中浸泡。

　　了解以上各种使用方法后，接下来可以参考11种简单的小手作，在家就能完成，制作容易，让疗愈香氛随时随地温柔地陪伴你。

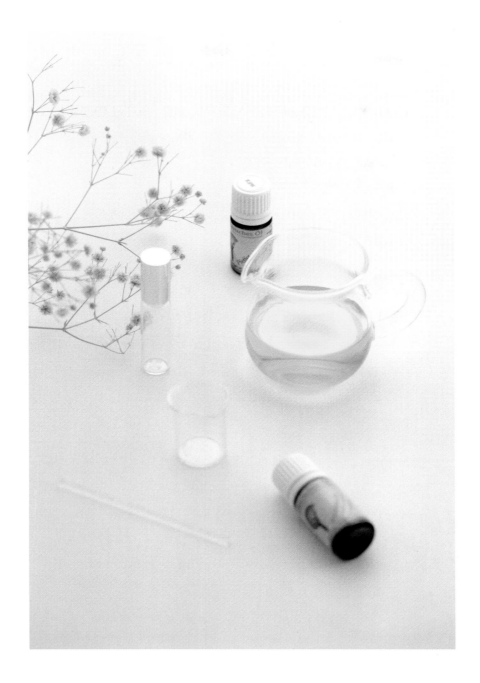

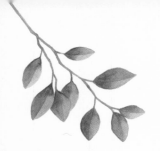

芳疗·小手作

handmade

舒心调油滚珠瓶

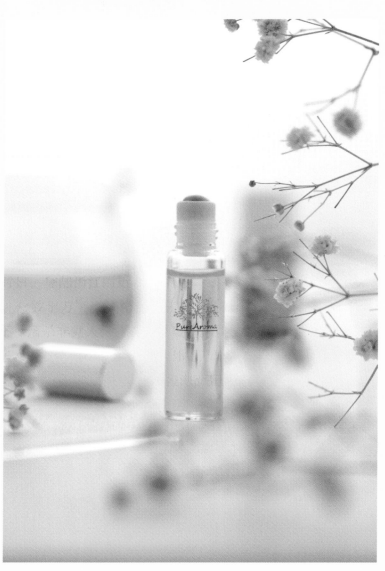

| 素材 |

植物油　　　　　　　5 毫升
精油　　　　　　　　3 ～ 5 滴
量杯
搅拌棒
滚珠空瓶

| 做法 |

1　取植物油5毫升。

2　滴入3～5滴调和精油。

3　搅拌均匀，装瓶使用，可直接涂抹于
　　肩颈与前胸处。

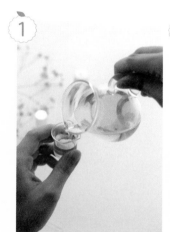

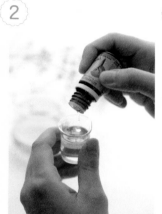

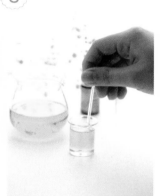

芳疗师小建议

滚珠调和油方便随身携带，其功效主要取决于精油品种选择与不同的搭配方式，然而就配方功效而言，滚珠按摩油可以直接涂抹于不适部位（例如，胃痛涂在胃部，喉咙痛涂在脖子上）并稍加按摩，每日涂抹使用3～4次。

芳疗·小手作
handmade

随身版情绪香水

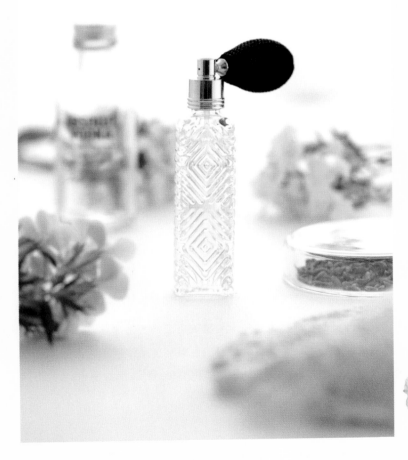

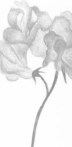

| 素材 |

80% 伏特加　　　　　　5 毫升
精油　　　　　　　　5 ~ 8 滴
量杯
搅拌棒
喷瓶

| 做法 |

1　取80%伏特加5毫升。

2　滴入5~8滴精油。

3　搅拌均匀即可装入瓶中。

4　随身携带，建议涂抹于耳后及手腕脉
　　搏处。

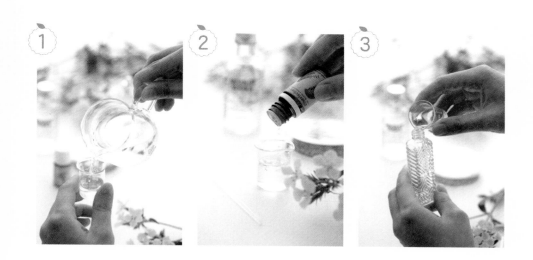

芳疗师小建议

香水调制倘若使用多种精油，则80%伏特加或许无法协助精油完全融合，因此也可采用96%伏特加，因酒精浓度高有利于精油混合调制，96%伏特加的酒精气味浓厚，故在调香上会是不小阻碍。

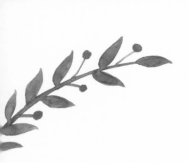

芳疗·小手作
handmade

安定你心的香丸

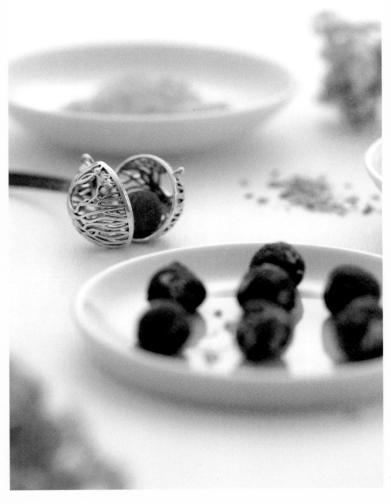

| 素材 |

综合香粉
干燥香花
水滴钵
研磨棒
纯露

| 做法 |

1 放入干燥香花（这里使用的是桂花）。

2 将综合香粉过筛置入，稍事搅拌。

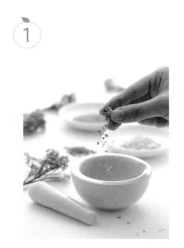

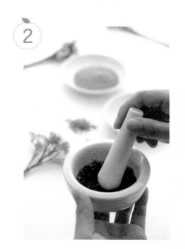

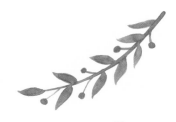

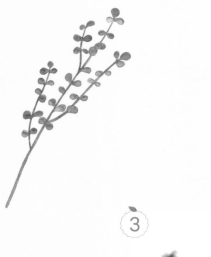

3 调和少量纯露至湿润。

4 揉搓成丸，阴干变硬后，即可随身佩戴。

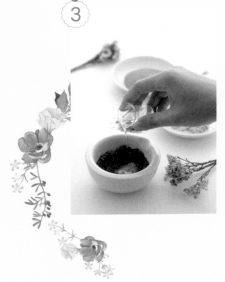

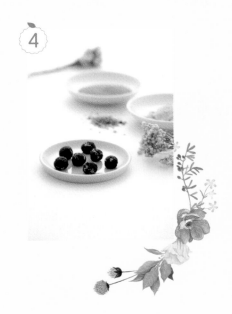

芳疗师小建议

香丸的材料可以同时制作线香或香椎，但因为这两种需要点燃焚烧，故香粉调制成分需以木质类居多，且减少草叶类（例如，薰衣草粉、玫瑰粉）及树脂类（例如，乳香、没药、安息香）等，否则燃烧时将产生大量烟雾，有害环境及呼吸道。且为增加揉捏可塑性，另需添加木质类黏粉，以利塑形。

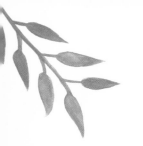

芳疗·小手作
handmade

好放松沐浴锭

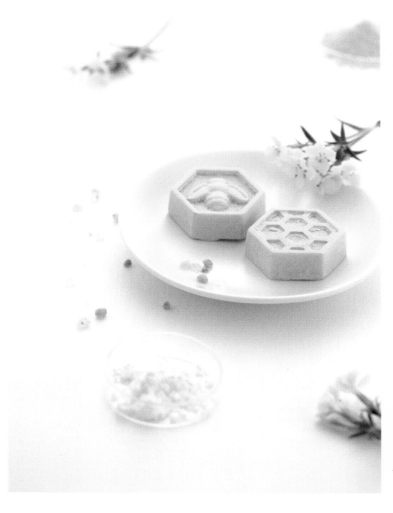

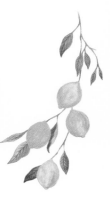

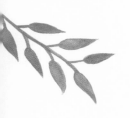

小苏打粉	200 克
无水柠檬酸	100 克
玉米淀粉	66 克
植物油	3 ～ 5 毫升
复方精油	20 滴
搅拌棒	
量杯	

| 做法 |

1　将小苏打粉200克＋无水柠檬酸100克＋玉米淀粉66克过筛后调成综合粉末。

2　倒入复方调和油（这里使用植物油3～5毫升加入20滴调和精油）。

3　将所有素材混合均匀。

4　入模并且压紧实，抠出后即可沐浴使用。

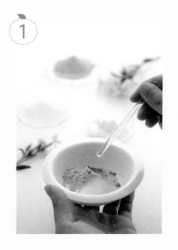

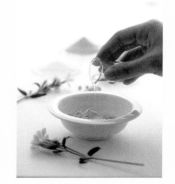

芳疗师小建议

沐浴锭成品需摆放于阴凉处保存，为避免其中精油挥发，待脱模后数日水分蒸发，就可放入盒中储存，不仅可用于浴缸浸泡，也可进行足浴或手浴浸泡，因此模具可依照需求购买不同样式，以方便后续使用。

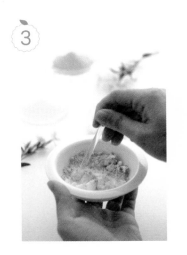

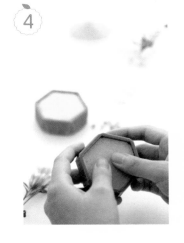

芳疗·小手作
handmade

缓和心绪扩香木球

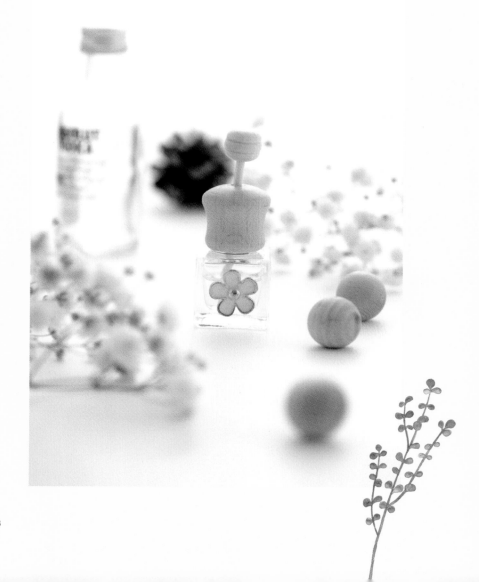

| 素材 |

80% 伏特加　　　　10 毫升
复方精油　　　　　10 滴
木条或木球
量杯

| 做法 |

1　取80%伏特加10毫升，滴入10滴复方精油。

2　搅拌均匀即可放入瓶中，瓶中放入用以扩香的木条或木球。

3　也可滴在木球或可以扩香的果核上。

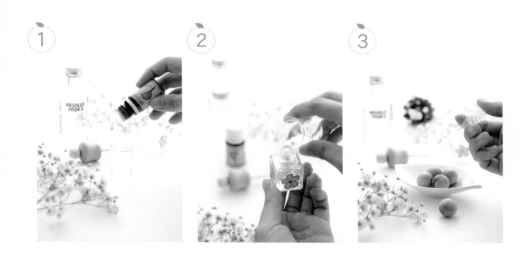

芳疗师小建议

以80%伏特加调和精油进行扩香是极为简单方便的香气体验，扩香载体的选择多样，只要能够吸收精油，且不至于产生化学变化（例如，不建议塑料制品）即可搭配使用，它们可以是手工制作的布花、石膏塑模的雕塑、木材雕制的摆件、手工烧制的陶艺，也可以是取自大自然的石头、松果或是干燥花朵、枯树枝，皆可加以使用进行空间扩香。

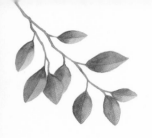

芳疗·小手作
handmade

深呼吸的热蒸吸嗅

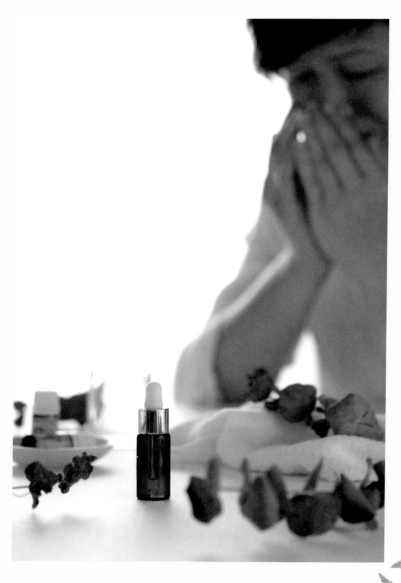

| 素材 |

纯精油   1 ～ 2 滴
45℃的热水
马克杯或水杯

| 做法 |

1　准备一只马克杯，盛装约45℃的热水，滴入纯精油1～2滴。

2　以双掌覆盖住杯口，以口鼻缓慢吸嗅3分钟。

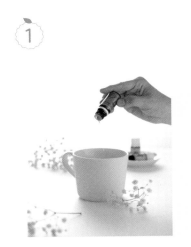

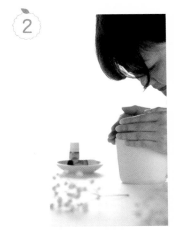

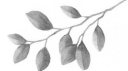

芳疗师小建议

哮喘患者应避免热蒸吸嗅，因为热蒸气容易刺激支气管使其急速收缩；幼童则需降低水温，以确保儿童安全。

芳疗・小手作
handmade

随身用鼻吸器

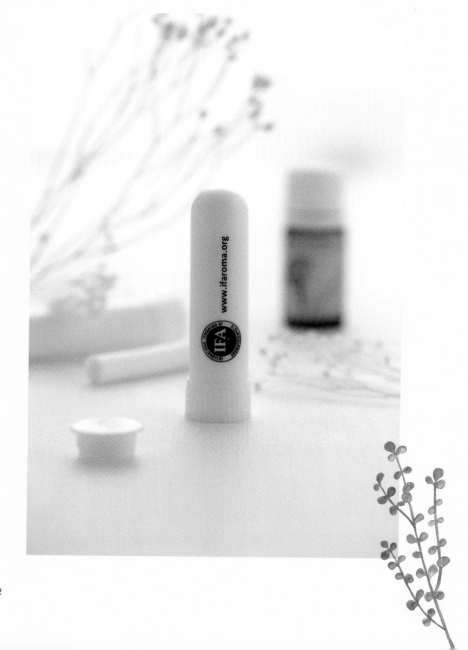

| 素材 |

复方精油　　　　　　12 ~ 20 滴
棉芯
吸嗅管及底盖

| 做法 |

1　将复方精油12~20滴小心地滴入棉芯。

2　将棉芯放入吸嗅管中，盖上底盖。

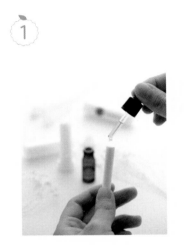

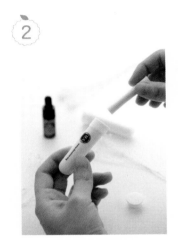

芳疗师小建议

鼻吸器方便随身携带吸嗅使用，建议单侧吸嗅，如压住左侧鼻孔，以右侧鼻孔深度吸嗅6~8秒，随后换边吸嗅，左右1次为1个剂量；呼吸保健使用，则每日建议使用3~4个剂量。

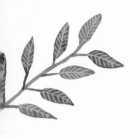

芳疗・小手作
handmade

情绪舒缓香膏

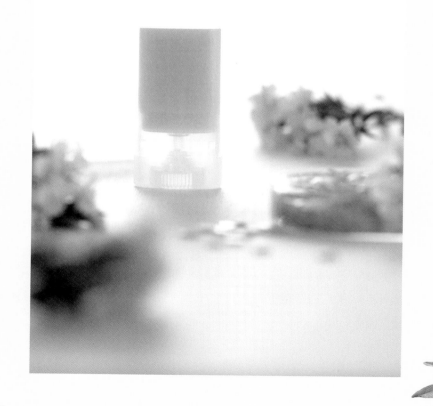

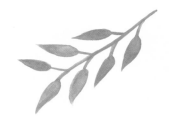

| 素材 |

植物油	12 毫升
坎特拉里蜡	3 克
精油	8 ~ 15 滴
加热器	
量秤	
量杯	
有盖容器	

| 做法 |

1 隔水加热，倒入植物油12毫升。

2 放入坎特拉里蜡3克，加热至蜡粒完全融化。

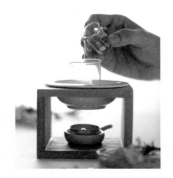

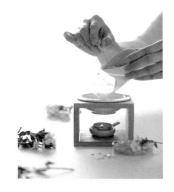

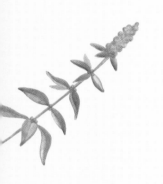

3 待油体温度降至50℃以下，再滴
   入8～15滴调和复方精油。

4 倒入罐中，待冷却且完全凝固后
   即可使用。

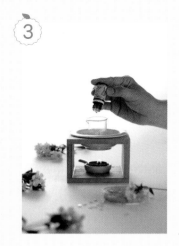

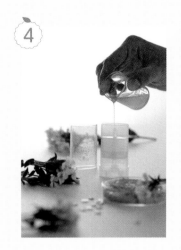

芳疗师小建议

香膏做法与护唇膏相似，但护唇膏调制需注意使用温和精油品种，且精油剂
量宜控制在1%以内，例如调制上述浓度为1%的护唇膏15毫升，仅需添加3滴
复方精油。

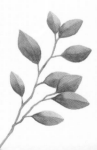

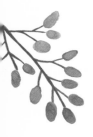

芳疗·小手作
handmade

花漾水油胶

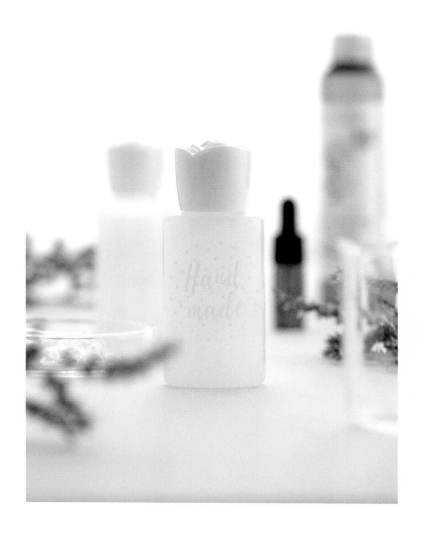

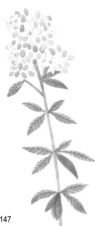

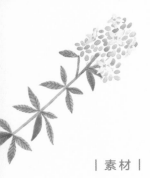

植物油   5 毫升

复方精油   15 滴

纯露   18 毫升

水晶凝胶   7 克

搅拌棒

量杯

已消毒且干燥的有盖瓶罐

| 做法 |

1　取植物油5毫升，滴入15滴复方精油。

2　加入18毫升喜爱之纯露。

3　加入7克水晶凝胶（纯凝胶）轻压搅拌。

4　搅拌均匀至凝胶完全膨胀，即可装瓶使用。

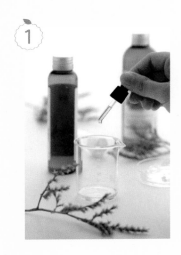

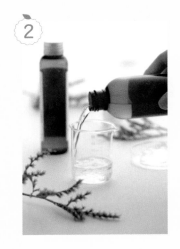

芳疗师小建议

水油胶的调配因油脂仅添加少量，且富含大量纯露或纯水，故油水比例较为清爽，十分适合在夏季调制使用，或为不喜欢油腻的顾客提供一个无负担的体验香气的方式。

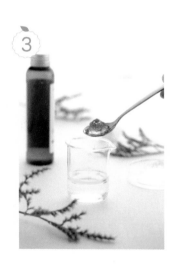

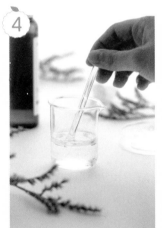

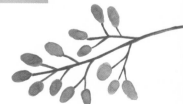

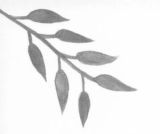

赶走坏情绪！空气净化喷雾

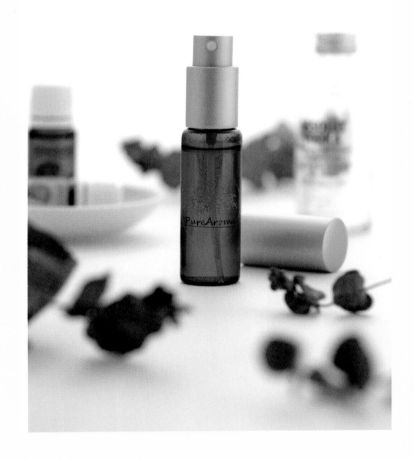

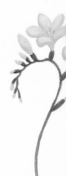

| 素材 |

80% 伏特加	15 毫升
调和精油	12 ~ 15 滴
纯露	15 毫升
量杯	
喷瓶	

| 做法 |

1 取80%伏特加15毫升，滴入调和精油12~15滴。

2 再加入喜爱的纯露15毫升。

3 装入喷瓶摇匀。

4 即可任意喷洒净化空间。

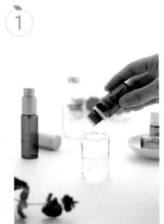
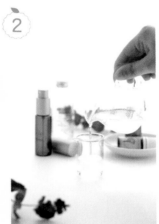
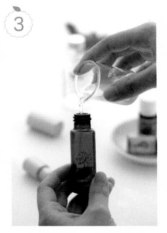

芳疗师小建议

芳疗师惯性习惯使用80%伏特加作为精油调和液体的乳化介质，然而，若期盼达到防疫协助性，即需采用75%酒精与1%杀菌类精油，例如，取30毫升加75%酒精，滴入6滴复方杀菌类纯精油，放入喷瓶摇匀即使用。

注：杀菌类精油可使用茶树、柠檬、香桃木、乳香、冷杉、雪松等精油。

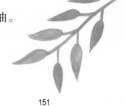

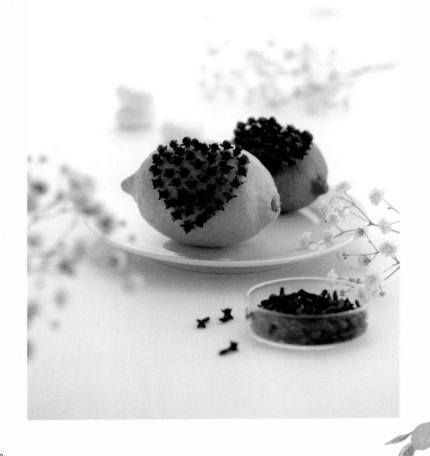

芳疗·小手作

handmade

吸湿除臭丁香球

| 素材 |

柠檬或莱姆
丁香
竹签

| 做法 |

1　准备柠檬或莱姆及干燥丁香。

2　先以竹签在果皮上插出小洞。

3　将丁香插入至梗完全没入。

4　放置通风处，至果实水分蒸发后即可
　　成为除湿及除臭摆饰。

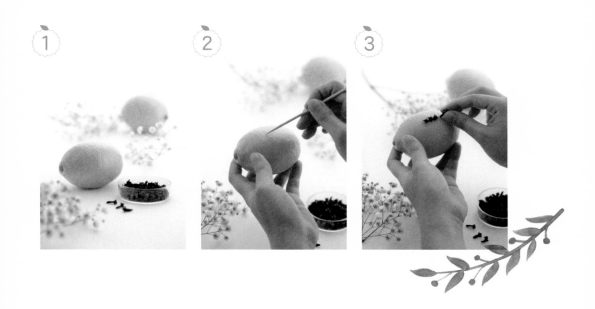

芳疗师小建议

左页成品图后方的柠檬，即为通风放置两周后已缩水硬化的丁香球，需待完
全干燥再行使用。除了柠檬或莱姆，也可使用果皮厚一些的柑橘果实。

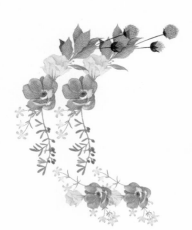

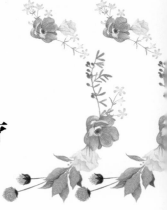

附录

appendix

◆

适用于情绪芳疗
的植物介绍

使用精油或制作各种芳疗小手作之前，请先花一点时间了解书中收录的 48 种植物，包含植物的自然力量、香气特征、调油搭档、使用规范等，才能安全正确地使用精油，舒心疗愈自己的情绪。

Chamomile Roman

罗马洋甘菊

拉丁学名：Chamaemelum nobile

罗马洋甘菊是伏地型多年生植物，在欧洲具有植物医生的名号，其特色在于全株可用，透露着香甜的苹果气息，会让人联想起母亲的厨房，想到午后时光的洋甘菊花茶及苹果派，感受到被母亲温暖地拥在怀中，那般安全且舒适。

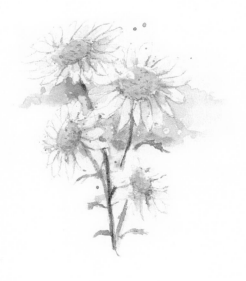

● 精油

植物科属	菊科黄春菊属
萃取部位	花朵（蒸馏法）
气味强度	前味
香气特征	强烈甜美苹果般的香气、甜美温润、深深抚慰心灵
化学成分	酯类75%～80%、单萜酮＜5%、单萜醇＜4%
调油搭档	佛手柑、快乐鼠尾草、天竺葵、茉莉、薰衣草、橙花、玫瑰
疗愈性质	镇痛抗痉挛、抗抑郁剂、消炎杀菌、防腐、祛痰、通经、保肝、镇静神经、刺激白细胞增生、健胃、滋补

---◆ 疗愈目标---

消化系统

绞痛、消化不良、胀气反胃，是儿童身心保健良方

免疫系统

增加白细胞生成，提振免疫机制，安抚镇定，自体免疫疾病病症

激素、内分泌系统

调理月经周期和更年期泛红与其不适症状

肌肉、骨骼系统

肌肉酸痛和神经性疼痛，具有极佳抗痉挛与镇静消炎作用

神经系统

调节中枢神经，针对头痛、偏头痛、失眠、神经紧张及压力衍生的问题极具功效

皮肤系统

促进细胞再生，强健受损微血管，缓解肌肤过敏，是干燥和敏感的皮肤发炎者的首要推荐

---◆ 安全规范---

1　怀孕初期应避免使用罗马洋甘菊

2　需低浓度使用，因为它可能会导致皮肤发炎或过敏

3　婴幼儿适用，但宜低剂量使用

【情绪洞悉·拥抱】

离开自我设限框架、拥抱真实希望。

Helichrysum
意大利永久花

拉丁学名: Helichrysum italicum

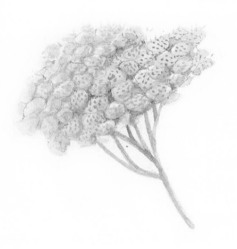

永久花生长在海岸边贫瘠不毛
之地，在缝隙中寻求生机，它
们布满岩石及沙地，让阳光照
射下的大地蕴染上一片金黄。
就算水分枯竭，仍坚韧沉伏屹
立驻足，以崭新的形态，成就
生命中的独特永恒。

💧 **精油**

植物科属	菊科蜡菊属
萃取部位	花朵或含花全株药草（蒸馏法）
气味强度	中等
香气特征	疗愈性香氛，具有复苏的力量
化学成分	酯类＜40%、倍半萜烯20%、倍半萜酮12%、单萜烯＜10%、单萜醇6%
调油搭档	甜马郁兰、薰衣草、雪松、天竺葵、罗马洋甘菊、迷迭香、檀香
疗愈性质	化瘀、抗发炎、免疫调节、解痉挛、止咳化痰、缓敏、抗抑郁

◆ 疗愈目标

免疫系统

有助于淋巴循环，增进人体自愈功能，修护力极佳

皮肤系统

化瘀，修复皮肤损伤，缓解过敏、牛皮癣，针对伤口疤痕修护极具疗效

呼吸系统

黏膜照护，支气管炎、气喘保健，咳嗽化痰（百日咳）

肌肉、骨骼系统

抗炎（关节炎、风湿性关节炎保健）

神经系统

抗抑郁，对于精疲力竭、困倦或极度疲倦的人非常有帮助

消化系统

促进肝脏机能代谢、促胆汁分泌，帮助消化

◆ 安全规范

孕产妇及婴幼儿宜适量使用

【情绪洞悉·生机】

允许束缚与伤痛远离，筹备再次前行的力量与勇气。

Clary Sage
快乐鼠尾草

拉丁学名：Salvia sclarea

快乐鼠尾草是欧洲花园常见多
年生药草植栽，其拉丁学名有
"清澈之眼"的意涵，叶片覆
盖绒毛极具保卫力量，紫色或
粉白色花型小巧密集，丛生凝
聚，善于给予人快乐、幸福的
振奋感受，带来欢愉且迷幻的
神奇效果。

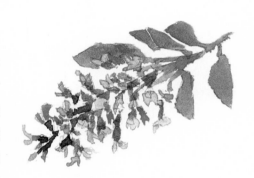

● 精油

植物科属	唇型科鼠尾草属
萃取部位	花及叶（蒸馏法）
气味强度	前味
香气特征	甜甜美妙的坚果香气，裹着柔和温暖的草药气息
化学成分	酯类75%、单萜醇16%、倍半萜烯＞10%、倍半萜醇6%、双萜醇＜5%
调油搭档	佛手柑、薰衣草、花梨木、天竺葵、玫瑰草、迷迭香、檀香、依兰
疗愈性质	增加幸福感受、缓解紧张压力、解痉挛、放松肌肉、止痛、助消化

---------- ◐ **疗愈目标** ----------

呼吸系统
气喘、缓解支气管痉挛、感冒、头痛、偏头痛、康复期使用

神经系统
提振副交感神经，减压放松，缓解抑郁烦躁、歇斯底里、头痛及失眠

消化系统
温暖、抗痉挛，对健胃（便秘、腹泻）、减缓肠绞痛颇具功效（大肠激躁症）

泌尿、生殖系统
激素理疗（类雌激素），具经前综合征调理特性；通经，改善经血不足和月经周期紊乱现象（但若经血过多则需审慎使用）；舒缓生殖、泌尿感染，壮阳催情；利尿

皮肤系统
降低皮脂分泌（尤以油性头皮及脂溢性皮炎），缓解夜间盗汗，促细胞再生

肌肉系统
乳酸代谢、缓解肌肉紧绷

---------- ◐ **安全规范** ----------

1 孕期、哺乳期、癫痫禁用

2 使用前、后一小时不可饮酒

【情绪洞悉·幸福】
开启内在幸福之光，散播欢愉能量。

Petitgrain
苦橙叶

拉丁学名：Citrus aurantium bigarade

苦橙又称回青橙，因皮厚且苦、果肉酸，无法成为可食用的农作产物而遭受砍伐，直至法国香水工业崛起，人们发现苦橙香气独特细致，与当时极受欢迎的花香气味十分契合，甚至得以提升气味调和的质感与深度而崭露头角，至今苦橙叶俨然成为古龙水调制最不可或缺的核心香气。

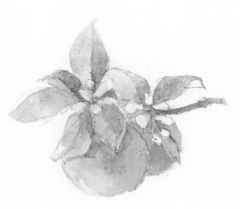

🜄 **精油**

植物科属　芸香科柑橘属

萃取部位　叶及嫩枝（蒸馏法）

气味强度　中等

香气特征　蕴含微苦橙花香、果香与木质草本香气

化学成分　酯类50%～60%、单萜醇35%、单萜烯＜10%、倍半萜烯＜1%

调油搭档　佛手柑、天竺葵、薰衣草、橙花、甜橙、玫瑰草、迷迭香、花梨木、檀香、依兰

疗愈性质　失眠、抗抑郁、除臭防腐、解痉挛、消化保健、神经滋补

—————————— ◆ 疗愈目标 ——————————

消化系统

消化不良，肠胃胀气

神经系统

缓解神经衰弱、失眠、季节性情绪低落

皮肤系统

皮脂调理，护理粉刺、油性皮肤，止汗，调理面疱、头皮屑

呼吸系统

呼吸道保健、止咳（抗痉挛）、抗感染

其他

缓解情绪所导致的各种身心症状

—————————— ◆ 安全规范 ——————————

无

【 情绪洞悉 · 面对 】

层层探索、段段抽纱，勇于面对使得宽心无碍。

Lavender, True

纯正薰衣草

拉丁学名：Lavandula officinalis / Lavandula angustifolia

法国南部普罗旺斯每年到六七月份都会吸引观光客们大批前往，只为感受那满山遍谷的薰衣草花海，当微风轻抚，薰衣草花穗将如浪涛迎风波动，不仅鼻腔充斥着薰衣草馨香，其香气更似一层层薄纱，包围笼罩那拨撩着薰衣草前行的旅人，伴随着夕阳余晖，让人倍感自在与和谐。

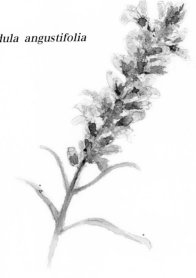

🌢 精油

植物科属	唇型科
萃取部位	花与茎叶（蒸馏法）
气味强度	中等
香气特征	强大药草香气
化学成分	酯类＜50%、单萜醇＜42%、单萜烯＜5%、单萜酮＜4%、倍半萜酮＜2%、氧化物＜2%
调油搭档	佛手柑、快乐鼠尾草、天竺葵、广藿香、雪松、迷迭香、檀香、百里香
疗愈性质	镇静止痛、抗抑郁、缓解风湿、解痉挛、杀菌抗病毒、祛痰、缓解充血

---------- 💧 **疗愈目标** ----------

循环系统
降血压、促血循流畅，尤其对高血压、静脉曲张、痔疮及水分潴留有效

消化系统
舒缓绞痛、消化不良、胃肠胀气、胃灼热、恶心

内分泌系统
通经、缓解经前综合征、清洁杀菌、舒缓痉挛疼痛

免疫系统
一般感冒与流感

肌肉系统
舒缓肌肉酸痛和紧绷，关节处止痛

神经系统
平衡中枢神经，有效止痛，缓解抑郁、失眠、偏头痛、神经紧绷与压力相关问题

呼吸系统
哮喘、支气管炎、咳嗽、鼻窦炎

皮肤系统
适合所有皮肤类型，促进肌肤愈合再生

---------- 💧 **安全规范** ----------

怀孕初期忌用

【 情绪洞悉 · 包容 】
展开包容的臂膀，抚平悸动后的惆怅。

Bergamot
佛手柑

拉丁学名：Citrus bergamia

佛手柑的外貌与一般柑橘类果实截然不同，有着坑坑洼洼的绿色表皮及特殊的双子叶外观，其生长需要特定的气候条件及土壤环境，犹如佛手柑的气味有着一股的坚持力量。果断却又富含对于生命的憧憬与期望，是古代欧洲早期用以调制馨香的主要品种。

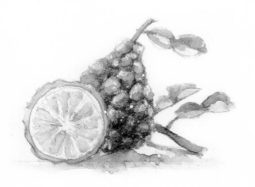

--- ● 精油 ---

植物科属	芸香科柑橘属
萃取部位	果皮（冷压法）
气味强度	中等
香气特征	清新柑橘香气略带花香，优雅甜美朝气蓬勃
原产地	意大利、巴西
化学成分	单萜烯＜48%、酯类40%、单萜醇＜18%、香豆素＜3%
调油搭档	甜橙、花梨木、橙花、薰衣草、香桃木、依兰、岩兰草、檀香
疗愈性质	抗感染、缓解尿道感染、缓解抑郁与焦虑、皮肤养护

──────────── ♦ 疗愈目标 ────────────

泌尿、生殖系统

对于尿道与生殖器具有强大的亲和力，古时用以治疗膀胱炎及尿道炎（古法是搭配洋甘菊、檀香与茶树精油）、抗感染、缓解外阴瘙痒

神经系统

可同步处理生理和心理症状（极度紧张、焦虑护理），厌食症、舒缓紧张与焦虑，振奋精神，止痛

消化系统

改善食欲，预防口腔感染、痔疮，驱逐肠道寄生虫，刺激胆汁分泌、改善胆结石

免疫系统

抗菌、抗病毒，如水痘、带状疱疹（搭配尤加利改善单纯口唇疱疹）

其　　他

空气净化、驱虫、除臭

──────────── ♦ 安全规范 ────────────

1　强光敏性（市售产品会去除有光敏性的佛手柑脑，称之为FCF）

2　欲改善佛手柑精油光敏致癌特性，最好将剂量控制在2%以下

【情绪洞悉·抉择】

阴霾渐散，朝气蓬勃迎向烈日曙光。

Jasmine

小花茉莉

拉丁学名: Jasminum sambac

小花茉莉又分为阿拉伯茉莉及
中国茉莉，有别于大花茉莉的
浓烈阳刚气息，小花茉莉有着
极其细致优雅的香味。透过月
光，白色花朵在夜里肆意绽
放，香气越显强郁且随风荡
漾，飘过原野越过小溪，烙下
自信迷人的张扬。

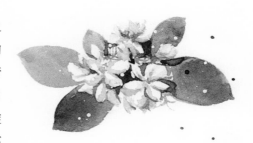

💧 **精油**

植物科属	木樨科素馨属
萃取部位	花朵（脂吸法、溶剂萃取）
气味强度	前味
香气特征	暖性温润、气息宜人
化学成分	苯基酯15%、酯类35%、单萜醇18%、倍半萜醇4%、倍半萜酮4%
调油搭档	佛手柑、乳香、天竺葵、甜橙、橙花、玫瑰草、玫瑰、花梨木、檀香
疗愈性质	镇定、缓压抗抑郁、止痛、解痉挛、祛痰、利子宫

◆ 疗愈目标

生殖、内分泌系统

缓解疼痛（痛经、分娩阵痛）、维持正常子宫机能、催情（女性冷淡、产后失调，男性机能不举）

肌肉、骨骼系统

缓解肌肉僵硬、疼痛

神经系统

安抚中枢神经，缓解抑郁，对神经衰弱、压力相关问题有很好的缓解作用

呼吸系统

止咳化痰、感冒、咽喉炎

皮肤系统

居家护肤保养佳品，对所有皮肤类型皆有帮助，尤以干燥敏感皮肤有效

◆ 安全规范

1　怀孕初、中期禁用

2　低浓度使用，否则其浓郁气息不仅掩盖其他精油，且易导致恶心

【情绪洞悉·自信】

怀抱祝福，呈现独我的纯净与自信。

Wintergreen
白珠树（冬青）

拉丁学名: Gaultheria procumbens

低矮常青树种，盘踞在严峻高
海拔山坡，以优雅姿态点缀着
高空的寂静与湿冷，吊钟形白
花将结出一串串红色浆果。属
于强大疗愈型药草植物，普遍
广泛使用于日常居家，沿用植
物本身特质，展现强韧驱逐保
卫力量。

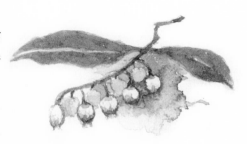

🜨 **精油**

植物科属	杜鹃花科白株树属
萃取部位	叶片（蒸馏法）
气味强度	前味
香气特征	医药味气息浓厚，果决特色强烈
化学成分	水杨酸酯95%、单萜醇4%、单萜烯＜1%、醛＜0.5%
调油搭档	丝柏、迷迭香、柠檬、薰衣草、桦木、葡萄柚、黑云杉
疗愈性质	止咳祛痰，抗凝血，缓解风湿性关节炎、神经性疼痛，理肝保健，收敛止血

—— ◆ **疗愈目标** ——

肌肉系统
消炎，止痛（类似阿司匹林），化瘀，缓解风湿性关节炎、肌肉酸痛，消除肿胀

循环系统
发红剂、促循环、改善手脚冰冷

消化系统
保护肝脏、消化不良缓解、怯风、促进代谢

其 他
扩张血管（高血压）、减缓经痛、抗痉挛

—— ◆ **安全规范** ——

1　忌长时间使用，也需注意剂量，宜＜0.5%

2　富含高浓度甲基水杨酸（类似阿司匹林），使用过量极具危险，应多加小心

【情绪洞悉】
清晰畅快、勇于突破枷锁。

Grapefruit
葡萄柚

拉丁学名: Citrus x paradisi

葡萄柚的香气清新怡人，犹
如满山遍野的孩子，尽管尽情
奔跑跳跃，沿途捡拾松果叶
片，享受与大自然融为一体的
分分秒秒，感受着自身的呼吸
与心跳，直到喜悦欢乐已深深
驻足于每个细胞，牵动的笑容
投影，照射出一片幸福的温暖
阳光。

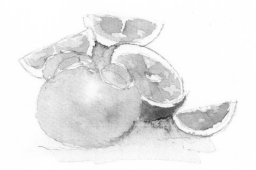

● **精油**

植物科属	芸香科柑橘属
萃取部位	果皮（冷压法）
气味强度	前味
香气特征	炙阳下的温润果香，愉悦随心散播着
化学成分	单萜烯95%、醛1%、香豆素＜0.5%
调油搭档	薰衣草、花梨木、天竺葵、玫瑰草、迷迭香、檀香、依兰
疗愈性质	调理体液停滞、蜂窝组织炎、利尿、解毒、缓解肌肉僵硬疼痛、助消化

---------- ◆ **疗愈目标** ----------

免疫系统

利尿、消水肿促代谢、刺激淋巴系统功能、缓解蜂窝组织炎，预防一般感冒、流行性感冒，增强免疫

肌肉系统

止痛、促循环，消除肌肉僵硬与疲劳、排除乳酸、增加肌耐力

皮肤系统

调节皮脂油质分泌，改善痤疮，若是油性头皮可与茶树精油一同使用

消化系统

帮助消化，激励肝脏制造胆汁以利分解脂肪，具肝脏解毒功能，缓解胆结石症状、食物中毒

神经系统

抗抑郁，缓解压力，病后身体恢复，调理季节性情绪失调（S.A.D.），调节中枢神经，提振精神，缓解头痛、偏头痛

---------- ◆ **安全规范** ----------

使用后避免过度阳光照射

【情绪洞悉·驻足】
沐浴在灿烂阳光下，纯粹做自己。

$\mathscr{L}emon$

柠檬

拉丁学名: Citrus limonum

柠檬的酸楚正是炎热盛夏的珍宝，可以疏通阻塞，那纷扰无边的思绪瞬间透析，在迂回蜿蜒的迷宫步道里，披荆斩棘、开辟一条迎向希望与梦想的捷径，沿途有着柠檬馨香伴随，让恐惧不再，任由美好的回忆蜂拥相伴。

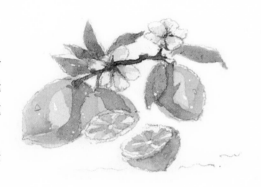

💧 精油

植物科属	芸香科柑橘属
萃取部位	果皮（冷压法）
气味强度	前味
香气特征	清新果香、带着淡淡的酸楚、蕴含清新提振气息
化学成分	单萜烯＜85%、醛类6%、倍半萜烯5%、单萜醇5%、香豆素＜1%
调油搭档	其他柑橘类、薰衣草、花梨木、玫瑰草、迷迭香、香茅
疗愈性质	强效杀菌、增强免疫、预防传染病、退烧、伤口护理

◈ 疗愈目标

免疫系统

刺激白细胞活性、增强人体免疫，抗细菌、病毒型疾病（伤风、肺结核、疟疾、梅毒等），预防一般或流行性感冒

肌肉系统

帮助乳酸代谢，温和止痛（风湿性关节炎、痛风、尿酸堆积），软化脂肪

消化系统

维持消化系统酸碱性，缓解胃酸过多、胃痛、溃疡，调理消化系统，维持肝脏、胰脏功能

循环系统

改善高血压、动脉粥样硬化，舒缓静脉曲张，代谢人体毒素

皮肤系统

美白、收敛、增强皮肤光泽、减少油质过度分泌，抗皮肤老化

◈ 安全规范

1　注意其光敏性，过敏性肤质极易导致刺激或敏感反应

2　注意必须稀释其浓度，以低剂量使用；按摩时建议浓度不超过1%，泡澡时仅需1～2滴并与基质充分乳化

【情绪洞悉·透析】
摆脱噩梦、专注一切美好。

Orange, sweet
甜橙

拉丁学名：Citrus sinensis

甜橙的香气甜美诱人，总夹带
着家庭的温度与呵护，好似儿
时牙牙学语、放手迈开大步、
体验人生的第一场庆祝，感受
那最幸福愉悦的时刻。所有美
好的经历将成为人生路途的养
分，催动着、更诉说了心中的
无限感恩，对于爱无条件地接
纳且收藏于心。

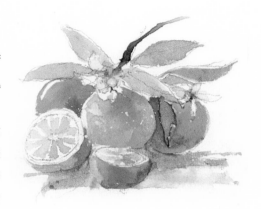

🖤 精油

植物科属	芸香科柑橘属
萃取部位	果皮（冷压法）
气味强度	中等
香气特征	甜美馨香、温暖圆润，使人感到心情愉悦
化学成分	单萜烯＜95%、单萜醇5%、脂类＜1%
调油搭档	橙花、柑橘、薰衣草、乳香、肉桂、丁香、柠檬
疗愈性质	健胃助消化、镇静、抗抑郁、缓解痉挛、安眠、缓解季节性沮丧

---------- 🌢 **疗愈目标** ----------

免疫系统

增强免疫机能，改善慢性疲劳综合征，缓解神经痛（红斑性狼疮），
退烧

神经系统

极佳抗抑郁特性、舒缓情绪紧张引起的头痛与偏头痛，搭配腹式呼吸调
理可有助降血压，安抚稳定情绪性失眠

肌肉系统

止痛、消炎，尤以肌肉酸痛与痉挛、扭伤拉伤等一般性运动伤害效果
显著

消化系统

防止晕车，健胃助消化、温和缓解胃肠不适症状（婴幼儿均可使用），
对情绪失衡造成腹泻可健胃助消化，对胀气、消化不良、食欲欠佳等皆
有帮助

皮肤系统

促排汗、代谢皮脂脏污（改善粉刺、痤疮），缓解湿疹、牛皮癣、橘皮
组织以及油性头皮屑，对减少脱发也有帮助

---------- 🌢 **安全规范** ----------

注意其光敏性，尽管温和但仍对于过敏性肤质也可能导致刺激或过敏反应

【情绪洞悉 · 呵护】
童稚情感，带着满满喜悦与全然信任。

Silver Fir

欧洲冷杉（银枞）

拉丁学名：Abies alba

气息冷峻清冽的欧洲冷杉属于耐阴树种，其树冠稠密，树叶背面的两条银白色的气孔带，在阳光照射下反射出丝缕光芒，故又称银冷杉。欧洲冷杉极具个人特色，不仅有着冷杉家族对于呼吸系统的自愈提振，而且更加温和，不过度干扰神经系统，极适合作为夜间呼吸保健用油。

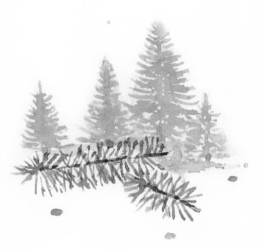

● **精油**

植物科属	松科冷杉属
萃取部位	针叶细枝（蒸馏法）
气味强度	中等
香气特征	清新辽阔森林气息
化学成分	单萜烯90%～95%、酯类8%、单萜醇2%、倍半萜烯＜2%
调油搭档	薰衣草、甜马郁兰、茶树、甜橙、雪松、香桃木、迷迭香
疗愈性质	增强免疫、止痛、消炎、平衡皮脂分泌、抗呼吸道感染

─────── ◐ **疗愈目标** ───────

肌肉系统

极佳止痛、消炎特性，可缓解风湿性关节炎，促进肌肉层乳酸代谢，促进循环，缓解疼痛、筋骨僵硬，增强肌肉力量等

呼吸系统

抗黏膜发炎、消炎抗菌、净化，对一般性感冒或流行性感冒及慢性呼吸系统病症皆有帮助

神经系统

抗抑郁，提振精神

皮肤系统

具消毒抗菌特性，平衡皮脂分泌，如肌肤出油、湿疹、牛皮癣、油性头皮屑等

─────── ◐ **安全规范** ───────

须注意稀释其浓度，维持低剂量使用

【 情绪洞悉 · 辽阔 】
挑高驻足，自在辽阔且保有界线。

Black Spruce
黑云杉

拉丁学名: Picea mariana

黑云杉透露着旷野空灵的清新与
木质香气，在高山峻岭里挥洒着
鼓舞振奋的气息，尽管幼时矮小
毫不起眼，却能在长成之后一跃
成为山林间的霸主，在辽阔的天
地间向阳伫立。用于力竭与过度
疲惫的精神损耗，极具正向与引
导推动力量。

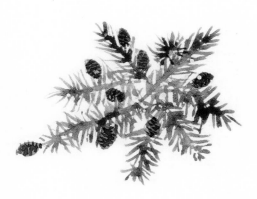

● **精油**

植物科属	松科云杉属
萃取部位	针叶与嫩枝（蒸馏法）
气味强度	前味
香气特征	十分独特的香气，甜甜香息略带微凉，其淡雅木质馨香极为动人
化学成分	单萜烯55%、酯类30%～37%、倍半萜烯2%、倍半萜醇1%
调油搭档	罗马洋甘菊、橙花、雪松、花梨木、檀香、柑橘
疗愈性质	身心滋补、类激素、抗痉挛、抗感染、养护皮肤、维持甲状腺机能

━━━━━━━ ● 疗愈目标 ━━━━━━━

免疫系统

极佳抗感染、抗真菌、抗寄生虫与抗病毒特性，对于流行性传染病毒之防御剖具增强免疫特性

内分泌系统

类可体松功效，有助脑内边缘系统中丘脑与下丘脑的信息传递，调节激素，尤其是肾上腺及卵巢

神经系统

滋养神经，平衡调节人体神经架构，抗痉挛

皮肤系统

消炎杀菌、调节皮脂分泌，如粉刺、面疱、油性肌、干性湿疹、牛皮癣、油性及干性头皮屑

肌肉系统

极具止痛、抗痉挛功效，可缓解肌肉酸痛、乳酸堆积、痉挛、扭伤或拉伤

呼吸系统

良好的抗感染与清洁杀菌特性，预防一般感冒或流行性感冒引起的呼吸道感染、慢性咳嗽等

━━━━━━━ ● 安全规范 ━━━━━━━

无

【 情绪洞悉 · 鼓舞 】

拨云见日，转机就在前方。

Juniper Berry

杜松浆果

拉丁学名：Juniperus communis

杜松属于小型常绿灌木，其木质坚硬，叶呈针状，表现出植物的防御与张狂，针叶的香气温暖强悍，然而浆果的气味却温驯更显朝阳，蕴含着强大的力量，驱逐净化那负面的繁杂。

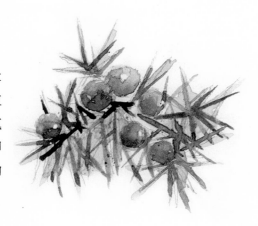

● **精油**

植物科属	柏科刺柏属
萃取部位	浆果（蒸馏法）
气味强度	中等
香气特征	木质馨香、拥有类似松脂般气息，提振精神
化学成分	单萜烯50%～82%、倍半萜烯＜10%、倍半萜醇＜6%
调油搭档	柠檬、茶树、鼠尾草、迷迭香、乳香、柑橘、葡萄柚、丝柏
疗愈性质	利尿、防腐、收敛、杀菌抗感染、排毒、通经、滋养

◆ 疗愈目标

免疫、淋巴系统
利尿、预防液体潴留、消水肿、杀菌、抗感染。有利于病后恢复

泌尿、生殖系统
调理膀胱炎、肾盂肾炎、尿道结石。改善尿液停滞（前列腺肿大）、经血不足或月经周期失调

皮肤系统
净化排毒，改善各种皮肤症状（湿疹、皮肤炎、牛皮癣），收敛杀菌，改善蜂窝性组织炎、橘皮组织

骨骼系统
缓解风湿、关节炎、痛风

循环系统
止血、收敛（痔疮）

◆ 安全规范
---

1 以低剂量使用，高剂量容易导致肾脏负担过重而造成伤害（宜避免使用单一以枝干萃取的杜松精油）

2 孕期、肾炎及其他肾脏疾病患者禁用，体弱者、老人、儿童慎用

【情绪洞悉·净化】
展现大雨冲刷后的清新与净化的力量。

Cypress
丝柏（柏树）

拉丁学名: Cupressus sempervirens

丝柏象征着永生，仿佛疏通了
复杂交错的神经与脉络，蜿蜒
宁静地流淌着，紧致与疏松交
织，创造着生生不息的奇迹，
也复苏强大了生命的本质与
力量。

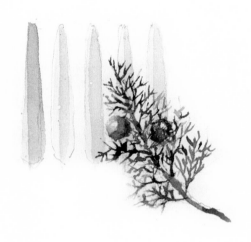

💧 **精油**

植物科属　柏科柏属

萃取部位　枝叶与球果（蒸馏法）

气味强度　中等

香气特征　新鲜、朝阳般烟熏气息

化学成分　单萜烯70%、倍半萜烯＜5%、倍半萜醇4%、酯类＜4%

调油搭档　茶树、尤加利、杜松、葡萄柚、柠檬、洋甘菊、快乐鼠尾草

疗愈性质　收敛、止汗、促进体液循环、止痛、循环代谢

---------- 🌢 **疗愈目标** ----------

呼吸系统

抗痉挛，缓解哮喘、百日咳、支气管炎、肺炎、肺结核等急或慢性病症

免疫、淋巴系统

收敛（止血性佳）、消水肿（包括缺水性水肿）、促循环，改善静脉曲张

生殖系统

止痛（痛经），减少不正常出血（更年期失调、经血过多），类雌激素作用，维持正常卵巢机能，调理经前症候群，缓解前列腺肿胀

皮肤系统

收敛、止汗（尤以止脚汗功效最为显著），平衡油质分泌，改善狐臭

神经系统

缓解神经中枢紧张，抗焦虑、压力、恐惧、精神紧绷，缓解过度紧张、强迫行为、瘾癖造成的情绪失衡

其 　 他

驱虫、除臭（猫狗）

---------- 🌢 **安全规范** ----------

乳腺癌与妇科癌症禁用，孕期禁用

【情绪洞悉·疏通】
疏通流动、净化重生。

Angelica

欧白芷根

拉丁学名：Angelica archangelica

欧白芷根具有伞形科植物家族的特色与个性，每到夏季繁花盛开，那圆形庞大的簇生花序，密实的种子将带来无限生机。在中世纪，欧白芷根协助人们战胜瘟疫，解救了无数的生命，其浓烈厚重的药材气味，滋补着身心，也增强了免疫，活血行气，不只奠基信念，更保卫鼓舞着生活的动力。

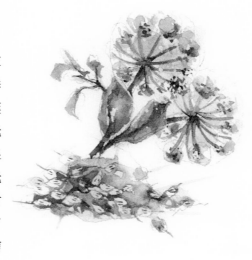

🌢 **精油**

植物科属	伞形科当归属
萃取部位	根部（蒸馏）
气味强度	前味
香气特征	甜中带涩、淡淡果香混合泥土清香
化学成分	单萜烯75%～90%、倍半萜烯12%～14%、倍半萜醇8%、香豆素＜3%、苯基酯2%
调油搭档	玫瑰、天竺葵、洋甘菊、花梨木、薰衣草、甜茴香、欧薄荷
疗愈性质	延年益寿、利肝肺、滋补元气、通经、抗凝血、病后调理

🌢 疗愈目标

神经系统

可作用于中枢神经，抗焦虑、缓压解惊吓、助眠、改善神经衰弱，尤其对心因性头痛及偏头痛有效

消化系统

抗痉挛（肠胃）、助消化、消胀气，改善胃溃疡、恶心呕吐、食欲不佳（厌食症）

呼吸系统

保护肺部，缓解支气管炎、祛痰、干咳

免疫、淋巴系统

排毒、利尿、促进淋巴代谢、帮助排泄毒素（肝脏、肾脏及皮肤）

循环系统

舒缓痛风、风湿、关节炎、蜂窝组织炎等症状

🌢 安全规范

1　低剂量使用、具强烈光敏性（其光敏性与佛手柑雷同，需注意避免阳光照射）

2　孕期、婴幼儿禁用

【情绪洞悉·生命力】
滋补提振、鼓舞撼动生命力。

Frankincense

乳香

拉丁学名: Boswellia carterii

乳香生长在贫瘠的土壤，却有着自我疗愈的强大力量，每当树皮破损，皮表就会流出汁液，待接触空气，汁液就会凝结形成树脂，树脂的香气弥漫在空气中带来莫大安稳沉静气息。

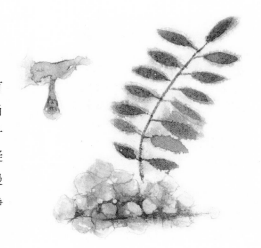

━━━━━━━ 🜄 **精油** ━━━━━━━

植物科属	橄榄科乳香属
萃取部位	树脂（蒸馏）
萃取方式	蒸气蒸馏法
气味强度	中等
香气特征	净化冥想、神圣木质香气
化学成分	单萜烯40%～70%、酯类12%、单萜醇4%、倍半萜烯3%、倍半萜醇＜1%
调油搭档	黑云杉、佛手柑、甜马郁兰、橙花、檀香、没药、广藿香
疗愈性质	深度调整呼吸、调节呼吸系统、抗肿瘤、愈合伤口、增强免疫

◆ 疗愈目标

呼吸系统

对于呼吸道感染极具成效，肺部杀菌剂，缓解咳嗽，抗平滑肌痉挛，化痰，缓解黏膜炎、哮喘、鼻窦炎（感染），舒缓鼻泪管阻塞

泌尿、生殖系统

极具影响力，有调顺子宫作用（孕期也极为安全），擅长处理生殖系统感染（白带）、调理产程子宫收缩强度，经痛经血过多也有帮助

皮肤系统

老化回春、细胞修护（痘疤、伤疤）、帮助肌肤恢复弹性、减少脸部肌肤松弛、抚平细纹（妊娠纹）

神经系统

振奋精神、集中注意力、安抚情绪、避免焦虑、助眠

其　他

作为香料或用以防腐。搭配金盏花油用以修护哺乳期乳头发炎

◆ 安全规范

无

【情绪洞悉·守护】

守护、护持安稳沉静的力量。

Pepper, black
黑胡椒

拉丁学名: Piper nigrum

黑胡椒来自开花藤蔓的胡椒科
果实，它阳刚的气味充斥着温
暖辛辣的气息，消除了胀气也
暖和了肠胃，更缓解沮丧且振
奋情绪，带着生生不息的活跃
热情，彰显对生活永不懈怠，
信心充沛，跨步迈前，朝着目
标前行而努力。

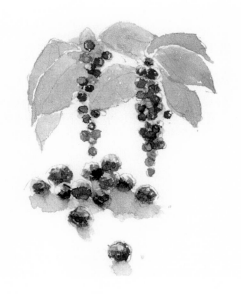

🝆 精油

植物科属	胡椒科胡椒属
萃取部位	干燥种子（蒸馏）
气味强度	前中味
香气特征	积极正向、散布温暖活力馨香
化学成分	单萜烯40%～60%、倍半萜烯30%～35%、倍半萜醇8%、氧化物＜5%
调油搭档	欧薄荷、迷迭香、姜、薰衣草、马郁兰、甜茴香、贞节树
疗愈性质	活络、止痛、祛痰、活化肝脏机能、退烧、催情、发汗

◍ 疗愈目标

循环、淋巴系统

软化脂肪、利尿（激励肾脏、舒缓风湿性关节炎）、退烧，抗细菌、抗真菌，抗黏膜感染（呼吸、生殖泌尿）、止咳化痰

消化系统

抗痉挛，祛风排气，缓解消化道疾病（主要用以促进肠胃蠕动），补益脾脏（促进红细胞生成，对于贫血极具帮助）

肌肉系统

缓解肌肉酸痛、僵硬与疲惫，增强肌耐力，减少过度耗损带来的疼痛

其　　他

催情（性冷淡），缓解焦虑、抗氧化，辅助乳房、卵巢、前列腺、胰脏等理疗

◍ 安全规范

1　强烈红皮剂

2　过量易造成肌肤刺激及肾脏受损，因此需注意调配剂量，婴幼儿、孕产妇、体虚者应更加注意

【情绪洞悉・激活】
跳脱不变思维，热情振奋迎向新生。

Myrrh
没药

拉丁学名: *Commiphora myrrha*

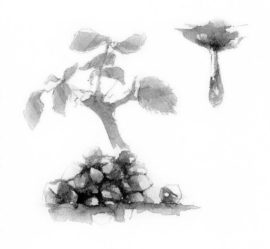

没药来自橄榄科灌木或乔木没药树的树皮所流出的树脂,用以覆盖树干上的裂口,来修护并保护自身的健康。没药的气息清淡深远,不仅稳定心神更得以清澈心绪,故古时没药多属于祭祀圣品,是"与神灵沟通"的渠道。

💧 **精油**

植物科属	橄榄科没药属
萃取部位	树脂(蒸馏)
气味强度	后味
香气特征	微苦树脂气味,略带淡淡碘酒馨香
化学成分	倍半萜烯70%、倍半萜酮8%、倍半萜醇6%、单萜酮5%
调油搭档	乳香、檀香、月桂、丁香、茶树、罗马洋甘菊、薰衣草、欧薄荷
疗愈性质	增强免疫、调节甲状腺、保护肝脏、抑制性欲

◆ 疗愈目标

免疫系统

促进白细胞再生，提升人体免疫机能，灭菌（细菌、霉菌）、抗感染、抗病毒、消除寄生虫，增进体能活力。辅助治疗胸腔感染，鼻、喉黏膜炎，急、慢性支气管炎，感冒，化痰、收敛特性极佳

皮肤系统

极佳抗霉菌功效，可作为灌洗剂以治疗阴道炎。改善湿疹及黏膜性溃疡颇具成效（针对口腔溃烂使用没药酊剂效果显著），也可改善牛皮癣、带状疱疹、口腔型疱疹、干性秃发

消化系统

利胃肠、解毒杀菌，对病毒型肝炎后遗症、腹泻、痢疾、食物中毒、痔疮，口臭、牙周病症极具帮助

内分泌系统

类激素作用，调节人体机能及缓解甲状腺亢进，调理月经，通经（止痛）

其　　他

止痛（作用于阿片受体）

◆ 安全规范

1　孕期、哺乳期禁用

2　服用降血糖或抗凝血药物时，应谨慎使用

【情绪洞悉·修护】
释放不敢言爱、长期备受钳制的心灵。

Valerian

缬草

拉丁学名：Valeriana officinalis

有着与气味截然不同的美丽花
朵，其根茎部气味极其浓烈，
是改善失眠与躁动的良方，可
缓解焦虑忧郁，放松张与心底
的恐惧。在欧洲，因缬草主要
作用于中枢神经系统，已普遍
被当作安眠镇定的草药首选，
在民间称之为睡草。

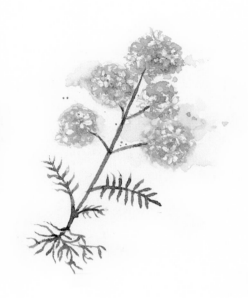

💧 **精油**

植物科属	败酱科缬草属
萃取部位	根部（蒸馏）
气味强度	前中味
香气特征	富含湿润大地气息，具药草强烈气味
化学成分	倍半萜烯11%、单萜烯38%、酯类15%～25%、倍半萜酮18%、醛15%
调油搭档	岩兰草、马郁兰、牛膝草、德国洋甘菊、尤加利、欧薄荷
疗愈性质	使人放松、调理睡眠障碍、改善慌乱及焦虑感、放松肌肉、调节体内环境稳定、健胃整肠

---------- ◆ 疗愈目标 ----------

神经系统

镇定中枢神经，缓解忧虑与恐惧（歇斯底里、神经衰弱、精神衰弱），抗痉挛（抽搐、癫痫），催眠镇定，止痛（头痛、牙痛、神经痛），缓解过动症

免疫系统

增强免疫、发汗剂、消炎（抗风湿）、抗菌、抗头皮屑

消化系统

健胃剂、消胀气、促进肠胃蠕动

生殖系统

调理月经、止痛（麻醉特性）

---------- ◆ 安全规范 ----------

1　孕期禁用

2　避免与镇定安眠药物合用，避免过量使用，否则易导致头晕、头痛、恶心等。勿长时间使用

【情绪洞悉 · 接纳】

稳健踏实、摒除一切杂念与妄想。

Verginian Cedarwood
弗吉尼亚雪松

拉丁学名: Juniperus virginiana

弗吉尼亚雪松又称香柏，属柏
科高大树种，其红色木心可萃
取具有淡雅松脂气息的精油，
材质坚硬更具防腐特性，从古
至今多作为最佳选择的建筑材
料。气味宁静缓心，对于身心
皆具有强大的支持性力量。

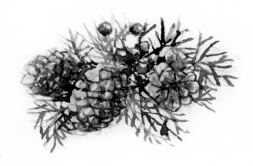

🝆 精油

植物科属	柏科刺柏属
萃取部位	碎木芯（蒸馏）
气味强度	中后味
香气特征	辽阔的木质气息，如同身处幽谷秘境
化学成分	倍半萜烯60%、倍半萜醇32%
调油搭档	橙花、花梨木、玫瑰、黑云杉、丝柏、葡萄柚、薰衣草
疗愈性质	滋养静脉、强化神经传导、抗抑郁

◆ 疗愈目标

呼吸系统

缓解黏膜炎、咳嗽，急、慢性支气管炎，保护呼吸系统

神经系统

抗焦虑、安抚镇定神经紧绷、修复神经传导

循环系统

滋养静脉、疏通静脉阻塞，促进人体排毒机制

皮肤系统

极佳收敛剂、去油补水、使毛孔通透，对粉刺、痤疮、脂溢性皮炎、油性头皮、油性脱发等极具帮助

泌尿、生殖系统

利尿、修护肾脏，清洁杀菌（白带、生殖部感染）

◆ 安全规范

无

【情绪洞悉·平衡】
跳脱虚幻，奠定自我价值。

Ylang Ylang

依兰

拉丁学名：Cananga odorata

依兰的气味独特妩媚，得以唤醒身为女性的喜悦，且触动着对于爱的觉醒与释放，其香气迷醉动人，是欧美香水调制最为重要的香料之一，又称香水树。具有极佳安抚镇静特性，对于抗躁、抗抑郁也有成效。

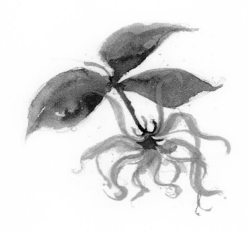

💧 **精油**

植物科属　番荔枝科依兰属

萃取部位　花朵（蒸馏），依兰富含精油成分，以蒸气蒸馏法可连续萃取数天，再依照其出产时间以分类成特级（Extra）、完整（Complete）及Ⅰ、Ⅱ、Ⅲ共五个等级

气味强度　中等

香气特征　浓郁异国香气、情欲动人

化学成分　倍半萜烯36%、单萜醇22%、苯基酯20%、醚类9%、酯类7%

调油搭档　佛手柑、葡萄柚、柠檬、香蜂草、橙花、甜橙、广藿香、玫瑰、花梨木

疗愈性质　抗抑郁、抗菌、催情、降低血压、镇静

疗愈目标

神经系统

止痛、抗痉挛、平衡神经、促进脑内啡肽与血清素生成。安抚镇静、缓解心悸、增强副交感神经机能。安抚受惊吓、打击与焦虑

生殖系统

催情壮阳（抗抑郁），改善性冷淡、性功能障碍

循环系统

降低血压，改善糖尿病

皮肤系统

平衡油质分泌，护理极干、极油肤质

安全规范

使用过量可能导致头痛和反胃。也可能刺激敏感肌肤，故不建议用在发炎及湿疹的肌肤上

【情绪洞悉 · 爱】

善待自己，开拓爱人与被爱的感官知觉。

Ginger

姜

拉丁学名：*Zingiber officinale*

姜常作为食材及茶饮享用，从古至今在全世界广泛应用于日常家居生活，用以在冬日给予温暖，在夏季稳定人体温度与血液循环。姜精油从其根部萃取，有着强大的大地能量，足以孕育丰富生命，鼓舞着前行的动力与勇气。

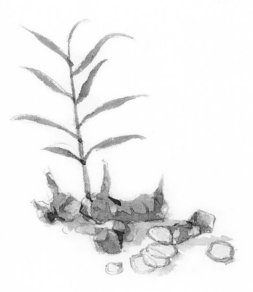

💧 **精油**

植物科属	姜科姜属
萃取部位	根茎（蒸馏）
气味强度	前味
香气特征	热性温润、略带辛辣馨香气息
化学成分	倍半萜烯55%、单萜烯20%、醛类10%～18%、氧化物2%、倍半萜醇＜1%
调油搭档	甜橙、甜茴香、甜罗勒、欧薄荷、肉桂、迷迭香、佛手柑
疗愈性质	祛寒、抗风湿、健胃、养肝、助消化、止吐、止痛、化痰

🌢 疗愈目标

消化系统

抗痉挛，养肝、排胀气，缓解胃肠不适、晕车、恶心（包括妊娠反应），食物中毒

肌肉、骨骼系统

促进循环，抗痉挛，去风湿，强化关节机能，恢复肌肉疲劳，缓解疼痛（拉伤、扭伤、疲劳酸痛）

循环系统

增进循环机制、预防中风（尤以氧气输送），针对手脚冰冷、雷诺式症、气血循环机能不良症状、静脉曲张等效果显著

其　　他

性热温暖、暖心暖性、缓解疲劳、增进感官敏锐度

🌢 安全规范

适量使用，过量恐有皮肤过敏风险

【情绪洞悉·温暖】

不再沉溺于过往，看清当下且活在当下。

Spearmint

绿薄荷

拉丁学名：*Mentha spicata*

绿薄荷的气味犹如夏季海风轻抚，带来舒适清凉感，消弭烈日艳阳带来的窒息感，尽管感受自在悠游，时而扑蝶追逐、时而踱步踩踏着浪花，身心清风摇曳、自在飞舞的独我时空。

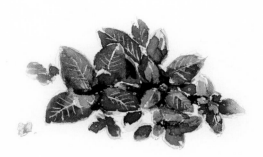

● **精油**

植物科属	唇型科薄荷属
萃取部位	全株含花（蒸馏）
气味强度	前味
香气特征	从古至今及广泛应用于清新口气，微凉、提神，不似欧薄荷强烈，反而多了份香草清香
化学成分	单萜酮55%～70%、单萜烯22%、单萜醇2%、倍半萜烯2%、氧化物＜2%
调油搭档	薰衣草、甜橙、葡萄柚、迷迭香、茶树、玫瑰草、佛手柑
疗愈性质	消炎杀菌、祛痰、解痉挛、止痒、平衡油脂、促进胆汁分泌、助消化

● 疗愈目标

呼吸系统

缓解一般感冒、慢性呼吸系统症状，如哮喘、鼻窦炎、支气管炎，止咳化痰

神经系统

抗痉挛。止痛，尤其对神经性疼痛、头痛、偏头痛有效。抗抑郁

消化系统

促进胆汁分泌，调理肝胆机能，调整消化机制，改善消化不良、胀气、胃酸过多、腹泻、便秘

皮肤系统

止痒，抑制皮脂过度分泌，改善油性脱发、油性头皮屑，晒后修护

泌尿、生殖系统

维持泌尿及生殖系统平衡，利尿，缓解尿液停滞、膀胱炎、肾结石，改善经血过多与哺乳乳汁过度分泌而产生的疼痛

● 安全规范

1　孕期、哺乳期妇女，婴幼儿避免使用

2　用于皮肤宜严格控制剂量，否则易导致过敏

【情绪洞悉·清澈】

伴随夏季海风轻抚荡漾，身心顿时舒畅。

Rosemary CT Camphor

樟脑迷迭香

拉丁学名: Rosmarinus officinalis

远在古希腊、古罗马时期，人们十分着迷于迷迭香的提振与醒脑特性，因此迷迭香有着民间药草之王的别称。然而、迷迭香更备受推崇的是它那神圣富有朝气的气味，清晰引领着人体的运作，使人专注于自身的目标与梦想实践，维持着细胞的活性，并激励那停滞已久的心灵。

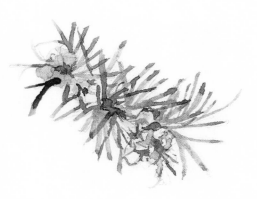

● **精油**

植物科属　唇型科迷迭香属

萃取部位　全株含花（蒸馏法）

气味强度　中等

香气特征　醒脑香氛植冲脑际，带点凉劲清心的薄荷药草香气

化学成分　单萜酮30%、单萜烯40%、氧化物12%～14%、单萜醇6%、倍半萜烯4%

调油搭档　柠檬、甜橙、薰衣草、茶树、尤加利、莳萝、黑胡椒

疗愈性质　提振精神、刺激肾上腺、增强记忆，促循环、维持人体代谢机制、止痛、抗痉挛

———— 🌢 疗愈目标 ————

神经系统

刺激肾上腺，增强机体活力，促进机能顺畅，缓解压力，止痛

皮肤系统

促进皮下循环、代谢老化角质、更新修护细胞，可改善粉刺、痤疮、清理毛孔，也可养护发质、预防脱发，改善油性头皮脱发、脂溢性皮炎

呼吸系统

杀菌、抗痉挛、止咳化痰，保护呼吸道保健，缓解鼻窦炎

消化系统

促进胆汁分泌、增强肝脏机能，缓解腹痛、腹胀，降低胆固醇，改善消化不良

循环系统

利尿、促进血液循环、改善体液潴留，缓解风湿、水肿、肌肉乳酸堆积疼痛

———— 🌢 安全规范 ————

1　孕期、哺乳期、婴幼儿避免使用

2　高血压、癫痫患者禁用

【 情绪洞悉 · 活跃 】
专注活跃、走出迷障。

Bigroot Cranesbill

大根老鹳草

拉丁学名: Geranium macrorrhizum

大根老鹳草是保加利亚原生植物，在保加利亚语中，代表着健康，那浓厚而稳重的气息，加速了细胞的新陈代谢，极具抗老回春特性，其富含激素前体物质，对生殖系统有帮助。

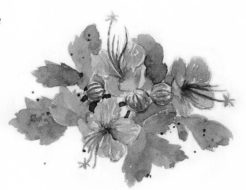

🌢 精油

植物科属　　牻牛儿科老鹳草属

萃取部位　　全株含花（蒸馏）

萃取方式　　蒸气蒸馏法

气味强度　　后味

香气特征　　深褐色，充沛甜美木质香氛、带着些许激励的感官气息

化学成分　　倍半萜酮50%、倍半萜醇20%、倍半萜烯15%、单萜烯5%

调油搭档　　花梨木、薰衣草、玫瑰草、檀香、罗马洋甘菊、永久花、没药

疗愈性质　　抗肿瘤（大根老鹳草酮）、降血糖、溶解黏液、帮助调整时差、壮阳

◆ 疗愈目标

泌尿生殖
强化女性生殖系统、溶解黏液（分泌物）、改善性冷淡、壮阳

循环系统
降血糖、维持人体循环代谢机能、分解脂肪

免疫系统
抗氧化

呼吸系统
溶解黏液、抑制呼吸道感染、消炎、化痰

◆ 安全规范

无（仍需适度使用）

【情绪洞悉 · 生机】
展开强韧的羽翼，让生命展翅翱翔。

Osmantnthus

桂花

拉丁学名：*Osmanthus fragrans*

桂花为木樨科常绿灌木，花
朵微小却聚集，香气浓郁，诠
释着对于生命困顿的疏通与呐
喊。舒缓紧绷与疼痛，疗愈神
经情绪的多变，且延展呼吸，
缓解慢性疲劳与压力的壅塞，
释放钳制已久的心灵。

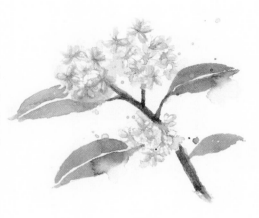

💧 **精油**

植物科属	木樨科木樨属
萃取部位	花朵（蒸馏、溶剂萃取）
气味强度	中味
香气特征	深褐色，辽阔的花朵馨香、雅致迷人
化学成分	倍半萜酮28%、单萜醇10%～15%、内酯10%、苯基酯4%
调油搭档	月桂、沉香、薰衣草、雪松、乳香、岩玫瑰、莱姆、佛手柑
疗愈性质	止痛、安神镇静、呼吸疗愈、释压调理

─── ◆ **疗愈目标** ───

循环系统

平衡循环代谢机能、除湿、缓解风湿性关节炎、促进关节活络

消化系统

益脾健胃、消化不良、食欲不佳、舒缓胃肠不适

神经系统

安神、安眠、安抚镇静神经、抚平情绪跃动、增进温暖幸福感受

呼吸系统

缓解伤风感冒症状，缓解气管、支气管痉挛

─── ◆ **安全规范** ───

无（仍需适度使用）

【 情绪洞悉 · 歇下 】

用心体验感受生命存在的惬意。

Thyme ct Linalool
沉香醇百里香

拉丁学名：*Thymus vulgaris*

沉香醇百里香是百里香属中
最为温和的品种，但却极具百
里香的抗菌杀菌及抗病毒特
性，气味较其他百里香温润，
却可以周全呵护并照顾着我
们的身心，是一款同时兼具
药用与烹调使用的药草。可
以收拢四溢的心神、带动瞬
间觉醒的勇气，并增强全身
免疫。

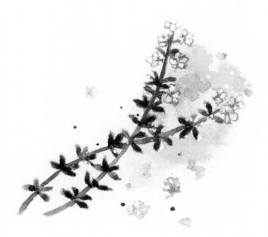

🌢 **精油**

植物科属	唇形科百里香属
萃取部位	全株含花（蒸馏）
气味强度	前味
香气特征	药理草本防御气息
化学成分	单萜醇70%～75%、酯类12%、倍半萜烯3%、单萜烯＜2%、单萜酮＜2%
调油搭档	茶树、薰衣草、甜橙、柠檬、尤加利、柠檬草、乳香
疗愈性质	平衡、杀菌、抗微生物、中枢神经滋养剂、消炎、肺部保健

◆ **疗愈目标**

免疫系统

抗微生物、抗菌（葡萄球菌）、抗霉菌（白色念珠菌）、抗病毒，缓解口腔炎、细菌及寄生虫等肠胃型发炎，对伤口愈合极具修护效果，缓解感冒症状

消化系统

预防食物中毒，缓解因食物不洁造成的胃肠不适、呕吐、腹泻

呼吸系统

刺激白细胞增殖，抗感染（尤其是肺部），对各类呼吸道感染很有帮助（包括口腔、咽喉感染）

泌尿、生殖系统

抗菌佳，尿道炎、膀胱炎、阴道炎

其　　他

刺激人体全身循环（降血压）、刺激大脑、增强记忆，防腐

◆ **安全规范**

无（沉香醇是百里香中最温和的品种、不刺激、儿童适用）

【情绪洞悉·勇气】

消除紧张、给人勇气。

Tea Tree

茶树

拉丁学名: Melaleuca alternifolia

众多学术研究显示茶树拥有强
大的杀菌能力，可以广泛使用
于日常或医疗，其气味舒畅兼
具草药提振效果，适合稀释涂
敷及扩香，是家庭必备的植物
馨香。

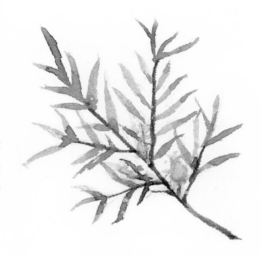

● **精油**

植物科属　　桃金娘科白千层属

萃取部位　　细枝叶（蒸馏）

气味强度　　中等

香气特征　　宜人舒畅青草香，具提神醒脑特性

化学成分　　单萜醇50%、单萜烯20%～25%、氧化物2%～6%、倍半
　　　　　　　萜烯5%、倍半萜醇2%

调油搭档　　薰衣草、佛手柑、欧薄荷、绿花白千层、丁香、尤加利、香
　　　　　　　桃木

疗愈性质　　消炎杀菌、激励醒脑、增强免疫机能、缓解流行性感冒症
　　　　　　　状、净化肌肤

—— ◆ 疗愈目标 ——

免疫机能

增强免疫力、增加IgA与IgM浓度，提高机体抗细菌、抗霉菌、抗病毒能力。病后调养、预防二次感染

呼吸系统

清洁杀菌、止咳化痰。缓解鼻喉膜炎、鼻窦炎、中耳炎等

皮肤系统

改善皮肤感染（带状疱疹、水痘、脚气、牛皮癣），刺激排汗。改善粉刺、痤疮、脓包、尿布疹

生殖系统

预防外阴阴道感染，缓解卵巢充血

—— ◆ 安全规范 ——

无（但仍须避免长期使用，否则容易导致水油不平衡）

【情绪洞悉·停泊】

给予受到惊吓的心灵一个安适休憩的港湾。

Peppermint

欧薄荷（胡椒薄荷）

拉丁学名: Mentha piperita

欧薄荷为根茎繁殖，植株矮小，却拥有强大的疗愈力量，清凉透彻的大地气息，温润疏通、润泽了生命。激活停滞不前的脚步、保持呼吸道的通畅，舒活疲惫不堪的身心。

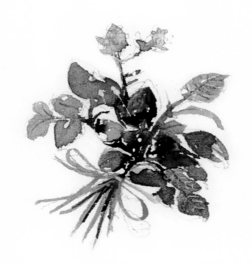

🌢 **精油**

植物科属	唇形科薄荷属
萃取部位	叶子含花（蒸馏）
气味强度	前味
香气特征	简洁有力、呛凉青草香
化学成分	单萜醇50%～60%、单萜酮20%～30%、氧化物8%、酯类6%、单萜烯4%
调油搭档	薰衣草、茶树、罗勒、柠檬、葡萄柚、快乐鼠尾草、丝柏
疗愈性质	养肝利胆、补强胰脏、抗病毒、止痛止痒、调节激素

◆ 疗愈目标

消化系统

强力止痛、抗痉挛（胃脏、肝脏及小肠），预防肠绞痛、腹泻、消化不良肝炎、肝硬化，促进胆汁分泌、利肝

循环系统

促发汗，升高血压，改善贫血

骨骼、肌肉系统

强力止痛、抗痉挛，缓解各种疼痛不适

神经系统

偏头痛、牙痛、局部神经痛、坐骨神经痛

生殖系统

类激素作用、调节卵巢功能

免疫系统

缓解感冒、流行性感冒引起的鼻腔阻塞、头痛与偏头痛症状

其　　他

活化大脑，使头脑清晰无杂念，驱虫

◆ 安全规范

1　怀孕、哺乳期、婴幼儿禁用

2　因强效止痛，故使用剂量须控制，切勿长时间使用

【情绪洞悉 · 动力】
　给心力交瘁的你勇敢向前迈进的动力。

Marjoram, sweet

甜马郁兰

拉丁学名: Origanum majorana

甜马郁兰是欧洲常见的香料植物之一，其香气温暖香甜，深具安抚缓压特性，多数用来舒缓身心疲惫，享受专属自己的幸福。

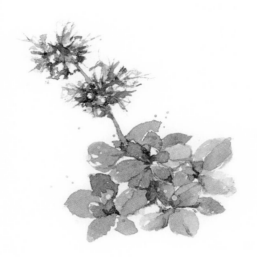

💧 **精油**

植物科属	唇形科牛至属
萃取部位	全株含花（蒸馏法）
气味强度	中等
香气特征	黄色至棕色，温暖、透彻、略带胡椒香
化学成分	单萜醇40%～50%、单萜烯10%～25%、酯类15%、氧化物＜1.5%
调油搭档	雪松、花梨木、香桃木、榄香脂、乳香、没药、葡萄柚
疗愈性质	抗感染、调节自主神经、温暖身心、呼吸系统调理、强化神经

─────────── ◆ **疗愈目标** ───────────

神经系统

止痛、抗感染、滋补神经，提振副交感神经，缓解甲状腺功能亢进，缓解焦虑

肌肉系统

止痛、抗痉挛、有助血管扩张、改善局部血液循环不良引起的肌肉疼痛、风湿、关节炎、背痛、扭伤、拉伤

循环系统

降低血压、减轻心脏负担、促进皮下微血管循环、有助废物代谢

呼吸系统

杀菌抗病毒、止咳祛痰，改善百日咳、鼻窦炎、气喘、呼吸困难、打鼾

消化系统

抗感染，帮助消化、促进肠道蠕动、缓解肠胃或子宫痉挛

其　　他

抑制性欲、失眠、牙痛

─────────── ◆ **安全规范** ───────────

孕期、哺乳期、低血压者宜谨慎使用

【 情绪洞悉 · 宁静 】

接纳自我，沉浸于幸福和爱。

Geranium

玫瑰天竺葵

拉丁学名: *Pelargonium roseum*

玫瑰天竺葵有"穷人的玫瑰"之称，带着优雅玫瑰气息，调节情绪、重振细胞机能，呵护照顾且柔软身心。

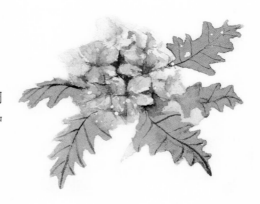

💧 **精油**

植物科属	牻牛儿科天竺葵属
萃取部位	叶子（蒸馏）
气味强度	中等
香气特征	香气迷人、如同置身于广大花丛中、蕴含强大疗愈本质
化学成分	单萜醇55%、酯类18%、单萜酮＜10%、倍半萜醇5%、氧化物4%
调油搭档	佛手柑、玫瑰、花梨木、橙花、罗马洋甘菊、依兰、柠檬、薰衣草
疗愈性质	消炎抗菌、抗感染、抗霉菌、伤口修护、止痛、抗疲惫

● 疗愈目标

皮肤系统

收敛杀菌，改善各种皮肤感染、面疱脓疮，具平衡皮脂分泌功效

生殖、泌尿系统

刺激肾上腺皮质的分泌，调节男性及女性激素、停经过渡期、经前紧张烦躁，利尿、消水肿，辅助治疗黄疸、肾结石及多种尿道感染，收敛

免疫系统

抗感染、抗细菌、抗霉菌，针对压力型霉菌滋生极具舒缓特性

神经系统

滋养神经、镇定安眠、抗抑郁、抗疲劳、改善神经衰弱

其　　他

缓解情绪起伏、内心深层的伤痛，促进细胞修护与再生，驱虫

● 安全规范

无

【 情绪洞悉 · 和谐 】

抚平内在创伤，温柔呵护细心灌溉。

Rose Damask
大马士革玫瑰

拉丁学名: Rosa damascena

大马士革玫瑰发源于波斯，十字军东征后才被带至欧洲，名扬于世。玫瑰的香气迷人，蕴藏着绵密情感依恋与激素调节激励，身心欢愉、开拓舒畅，重新调整专属于女人的自在。

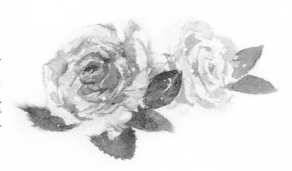

💧 精油

植物科属　　蔷薇科蔷薇属

萃取部位　　花（蒸馏）

气味强度　　中等

香气特征　　蕴含爱的芬芳，持之恒久，沉稳孕育

化学成分　　单萜醇80%、醚类3%、酯类2%、酚类1.5%、氧化物＜1%

调油搭档　　檀香、甜橙、乳香、玫瑰草、岩兰草、天竺葵、橙花

疗愈性质　　调理胃肝肾、促进胆汁分泌、解肝毒、滋养神经、滋养生殖系统、止血收敛、助孕

---------- ◆ 疗愈目标 ----------

泌尿、生殖系统

有助女性生殖系统，具有洁净特性，可调理子宫，适合体质较虚妇女调理照护使用。调节经期不规则、更年期、经前症候群、心因性紧张引起的内分泌与激素失衡，催情壮阳，助孕

神经系统

温和抗抑郁及产后抑郁、缓和情绪低潮、受伤愤怒等，改善失眠，调节性功能障碍

皮肤系统

促进细胞修护再生、抗菌、细胞活化、平衡调理肌肤问题。可收敛微血管，适用于干燥、成熟、老化肌肤，淡化疤痕。

循环系统

增强心血管（子宫）功能，有助改善手脚冰冷、血压失衡、心悸、循环不良引起肌肉疼痛与关节活动受限

---------- ◆ 安全规范 ----------

1　无（但怀孕初、中期仍不建议使用）

2　少数人或许会产生皮肤过敏现象

【情绪洞悉・蕴藏】

聆听内在的声音，感受生命热忱且珍重自我。

Neroli

橙花

拉丁学名：*Citrus aurantium*

橙花甜美舒心，来自芸香科柑橘属的花朵气息，有着阳光洒落的明媚与安定喜悦的清明。美丽的橙花拥有洁白纯净的颜色，陪伴着或许难堪的曾经过往，缓心以对迎向复苏春阳。

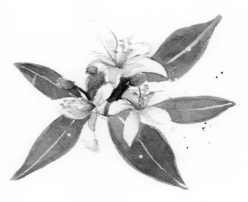

🌢 精油

植物科属	芸香科柑橘属
萃取部位	花朵（蒸馏、脂吸）
气味强度	中等
香气特征	温柔甜美、略带苦味
化学成分	单萜醇40%、单萜烯36%、酯类8%、倍半萜醇6%
调油搭档	柑橘、玫瑰、茉莉、天竺葵、鼠尾草、花梨木、乳香
疗愈性质	滋养静脉、肝脏、胰脏，抗沮丧、平衡血压、助产、预防肺结核（呼吸病症）

◆ 疗愈目标

神经系统

抗抑郁，缓解情绪引起各种病症，缓解特殊情况症状（考试和比赛等）、歇斯底里、焦虑失眠、情绪型头痛及偏头痛、性功能障碍（压力缓解）

皮肤系统

促进细胞再生，保养各种肤质（尤其是干性、老化、敏感性肌肤）。杀菌，抗霉菌，缓解荨麻疹

内分泌、生殖系统

缓解经前症候群，平衡调理内分泌机能

循环、泌尿系统

强健心脏机能、缓和降低血压、缓解静脉曲张

其　　他

唯一证实的可引发释放肾上腺皮质类激素的精油，具有消炎特性（尤其是皮肤、呼吸道与消化道），缓解各种病毒感染症状

◆ 安全规范

温和安全，孕期也可使用

【 情绪洞悉·缓心 】

冬季的严寒已然驱离，迎向复苏春阳。

Palmarosa

玫瑰草

拉丁学名: *Cymbopogon martini*

玫瑰草是寻找真我的绝妙推动
力，其蕴含玫瑰的馨香，夹带
着清新爽朗的草叶气味，好似
漫长旅途中路过遍野花海，花
海中预留一抹草绿，容许你自
由驻足盘坐，聆听大自然的声
音，享受纯粹自我。

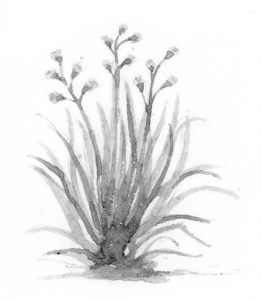

◆ **精油**

植物科属	禾本科香茅属
萃取部位	全株（蒸馏）
气味强度	中等
香气特征	独特草香味，具玫瑰与天竺葵综合气息
化学成分	单萜醇80%～90%、单萜烯1%～3%、酯类2%、倍半萜醇2%、醛类＜1%
调油搭档	天竺葵、檀香、茉莉、广藿香、柠檬、薰衣草、甜橙、欧薄荷
疗愈性质	抗细菌、抗病毒、滋补养息、消炎止痛

—————— ● **疗愈目标** ——————

免疫系统

消炎，杀菌，抗霉菌、病毒（自古以来认其能有效杀菌），退烧，抗感染

消化系统

杀菌（胃肠型细菌及病毒，加大肠杆菌），助消化（改善消化停滞、食欲不振、厌食）

皮肤系统

促细胞更新（疤痕修复），美容（针对肌肤干燥、粉刺、面疱）、除皱、缓解皮肤病症（湿疹、牛皮癣、皮肤炎、脚气）

神经系统

镇定神经、缓压、抗焦虑、厘清思绪

其　　他

滋养神经、子宫、心脏，助顺产

—————— ● **安全规范** ——————

无，但敏感肌肤仍需降低剂量

【情绪洞悉·苏醒】

回归真我，从过往的噩梦中苏醒。

Sandalwood

檀香

拉丁学名：*Santalum album*

檀香是我国常见的庙宇馨香，代表着沉着崇敬，富含木芯修护激励的能量，以退为进、以静制动，生发智慧以应对外界攻击挑衅，尽管沉稳宽心，行随事迁。

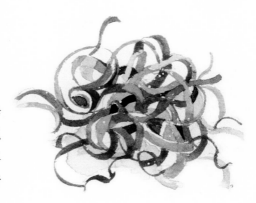

🌢 **精油**

植物科属　檀香科檀香属

萃取部位　碎木芯（蒸馏）

气味强度　中等

香气特征　浓郁木质香气，质感黏稠

发源生长　印度迈索尔邦、印度洋群岛

化学成分　倍半萜醇80%、倍半萜烯15%

调油搭档　柑橘、玫瑰草、葡萄柚、玫瑰、花梨木、岩兰草、黑胡椒、乳香

疗愈性质　疏通淋巴与静脉阻塞、强化心脏、镇静神经

---------- ● **疗愈目标** ----------

神经系统
具镇定安神特性，改善失眠、焦虑、抑郁、压力，缓解神经性（坐骨神经痛）

生殖、泌尿系统
肾脏养护（抗尿道感染）、缓解膀胱炎，催情壮阳、激励生殖器官、消除水肿

呼吸系统
预防肺部感染及呼吸系统病症（如过敏性干咳、慢性支气管炎、感冒、流感、喉咙痛）

皮肤系统
缓解各类型皮肤病症（成熟、老化、干燥、油性肌肤、痘痘），平衡油水，收敛杀菌，舒缓烧烫伤、晒伤、消除橘皮组织

其　　他
香水基质

---------- ● **安全规范** ----------

无

【情绪洞悉·沉伏】
静观其变，行随事迁。

Vetivert
岩兰草

拉丁学名：Vetiveria zizanioides

岩兰草以宁静之名著称，它深深地扎根在枯竭的大地，奋力排除阻碍，只为稳健地抓住梦想，让土壤之上的植株得以滋补强健地生长。

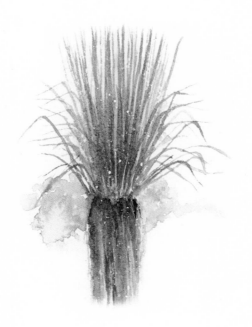

🌢 精油

植物科属	禾本科岩兰草属
萃取部位	干燥根部（蒸馏）
气味强度	前味
香气特征	复合式香气，黏稠浓郁，有着大地土壤气息及淡淡木质馨香
化学成分	倍半萜醇48%、倍半萜烯34%、倍半萜酮14%、酯类
调油搭档	雪松、薰衣草、檀香、茉莉、花梨木
疗愈性质	促人体脉循环及淋巴代谢、促红细胞生成、增强免疫系统、通经、助孕

◉ 疗愈目标

免疫系统

增强免疫，改善于免疫系统疾病（类风湿性关节炎、荨麻疹、过敏），增进抵抗外来压力与疾病的能力

皮肤系统

清洁杀菌、保养肌肤（油性肌肤、面疱）、收敛毛孔、愈合伤口、改善牛皮癣

神经系统

岩兰草精油又称宁静之油，具深度放松特性，缓紧张焦虑、抗忧郁、助眠，极具安抚功效

生殖系统

调节激素（女性激素与黄体酮），调经通经（尤其是经血不足），改善阴道炎及感染，缓解经前综合征、更年期症候群

肌肉系统

促进循环活络，有助于缓解因循环机能不佳而造成的各种疾病（末梢神经酸麻、肌肉疼痛、肢体关节不适）

◉ 安全规范

无

【情绪洞悉·扎根】
安全踏实，舒活自在。

Patchouli
广藿香

拉丁学名: *Pogostemon cablin*

广藿香是唇形科多年生的草本
植物,有着根部的特殊香气,
充斥着土壤独有的大地气息,
更具植物根部与生俱来的抗菌
特性,疏通活络。

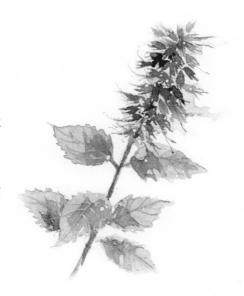

🌢 精油

植物科属	唇形科刺蕊草属
萃取部位	全株(蒸馏)
气味强度	前中味
香气特征	质地厚实、温暖浓郁、混合辛辣气息
化学成分	倍半萜醇＞40%、倍半萜烯24%、单萜烯＜18%、单萜醇＜3%
调油搭档	迷迭香、薰衣草、马郁兰、香蜂草、罗勒、欧薄荷、洋甘菊、牛膝草
疗愈性质	激励滋养、助消化、催情、补强静脉、促进组织细胞再生、缓解各种皮炎

———————————— ◢ **疗愈目标** ————————————

循环系统

促进血液流畅（防淤塞）、滋养静脉（促循环、滋养静脉壁）、预防体液潴留，帮助减肥

免疫系统

消炎抗菌、除霉菌，退烧

皮肤系统

促进细胞再生，改善脂溢性皮炎、发炎及过敏性皮肤炎、手脚龟裂、湿疹、寄生虫感染

神经系统

抗焦虑、缓解压力

———————————— ◢ **安全规范** ————————————

温和安全，孕期也可使用

【情绪洞悉 · 能量】
滋补疏通，修护且温润心房 。

Myrtle

香桃木（桃金娘）

拉丁学名: *Myrtus communis*

香桃木是一种开着五瓣白花的常绿灌木，气味清新迷人，虽有桃金娘独有的杀菌气息，却温和绝美，具止痛消炎特性，让人为之暖心，可以稳定人体机能和免疫系统。

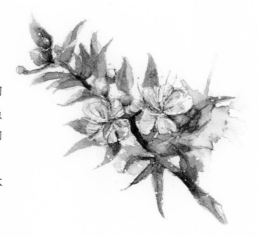

◆ **精油**

植物科属　桃金娘科香桃木属

萃取部位　叶子（蒸馏）

气味强度　中等

香气特征　清新舒活香氛，蕴含樟脑般甜甜药草香

化学成分　氧化物38%、单萜烯20%、单萜醇 <12%、倍半萜烯11%、酯类 <8%

调油搭档　佛手柑、薰衣草、茶树、绿花白千层、玫瑰草、迷迭香、檀香、依兰

疗愈性质　消炎杀菌、防腐剂、解痉挛、疏通排毒、消化系统、理肝护胃

◉ 疗愈目标

呼吸系统

清洁杀菌，缓解黏膜炎，具收敛特性，对支气管炎、咳嗽、呼吸道感染很有帮助

皮肤系统

代谢多余皮脂，收敛毛孔，平衡皮脂分泌，改善粉刺、痤疮、痘印

泌尿、生殖系统

杀菌，抗黏膜炎，预防泌尿道、生殖道感染

神经系统

镇静中枢神经，缓解内在压力，提振精神，挥别阴霾

消化系统

理肝护胃，消胀气，缓解胃部感染引起的不适。预防寄生虫感染

◉ 安全规范

无

【情绪洞悉·初心】

重拾初心，用心挥洒生命虹彩。

Bay
月桂

拉丁学名：Laurus nobilis

月桂产于海岸边灌木岩石区，
不畏恶劣强风席卷，挺立驻
足，其气息明亮清香，柔和肆
溢却足以驱逐阴霾与忧伤，温
暖直指心房，使人自信、迎向
光芒四射的暖阳。

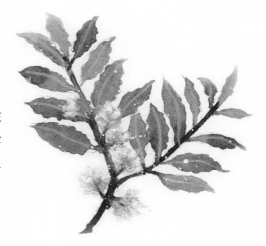

🌢 精油

植物科属　樟科月桂属

萃取部位　叶子（蒸馏）

气味强度　前味

香气特征　提神醒脑，微带樟木香气，增进觉察力

化学成分　氧化物40%、单萜烯<15%、酯类9%、单萜醇8%、倍半萜
　　　　　　烯5%、醚类4%

调油搭档　甜橙、绿花白千层、薰衣草、香蜂草、橙花、柠檬、欧白
　　　　　　芷根

疗愈性质　神经系统调节（交感及副交感神经）、强效止痛、抗痉挛、杀
　　　　　　菌、抗感染

---------- ◆ **疗愈目标** ----------

神经系统

调节中枢神经系统，平衡交感、副交感神经，缓解神经过度跳跃，情绪起伏，止痛

肌肉系统

消炎止痛、抗痉挛、促进患部血液循环（缓解扭伤、拉伤、肌肉及关节疼痛、关节炎、风湿与萎缩）

免疫系统

改善淋巴阻塞，抗感染，杀菌（葡萄球菌、链球菌、大肠杆菌、肺炎双球菌、螺旋菌）、杀霉菌（白色念珠菌、足底霉菌）

皮肤系统

改善油性肤质、粉刺、面疱，改善角质肥厚（使皮肤通透），缓解溃疡

---------- ◆ **安全规范** ----------

无，皮肤敏感者仍应注意剂量

【情绪洞悉·捍卫】
海阔天空、心灵威而刚。

Cistus

岩玫瑰

拉丁学名：Cistus ladaniferus

岩玫瑰属于小型开花灌木，有
着五星围绕着艳丽花蕊的白色
花朵，气味厚实独特，安抚着
表面的敏感和内心刻骨铭心的
忧伤。

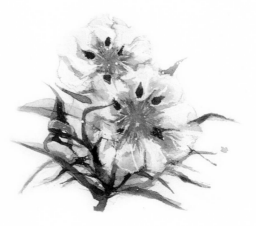

🌢 **精油**

植物科属　　半日花科岩蔷薇属

萃取部位　　枝叶、胶状树脂（蒸馏）

气味强度　　前味

香气特征　　气息独特温暖厚实、带着暖阳的疗愈馨香

化学成分　　单萜烯55%、倍半萜醇20%、醚类7%、单萜醇＜5%、氧化
　　　　　　　物1%、倍半萜烯＜1%

调油搭档　　甜橙、橙花、薰衣草、依兰、百里香、广藿香、永久花

疗愈性质　　强大抗病毒、抗感染、抗菌、缓解身心压力、缓解情绪

—————————— ◆ 疗愈目标 ——————————

神经系统
调节自主神经、安抚焦躁、稳定情绪、舒眠

免疫系统
有助调节免疫、抗病毒（如儿童肠病毒及水痘）

皮肤系统
收敛、止血愈合伤口、促进细胞新生、杀菌、问题肌肤修护（缓解痤疮、抗老化）

循环系统
促进血液循环、减轻淤塞性疼痛

其他
缓解身心疲惫、驱逐恐惧

—————————— ◆ 安全规范 ——————————

无，注意其气味厚重

【情绪感官 · 支持】
温暖抚慰，赋予身心支持稳定力量。

Litsea

山鸡椒（马告）

拉丁学名：Litsea cubeba

山鸡椒原产于我国台湾和东南亚地区，它是台湾原住民惯用的香料之一——马告，气味清新辽阔，犹似个天真的孩子遍地探索奔跑，随心所欲且纯然喜悦。其柠檬醛的欢愉香气充满生机，也带来创造力。

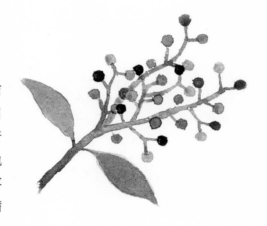

🌢 **精油**

植物科属	樟科木姜子属
萃取部位	果实（蒸馏）
气味强度	前味
香气特征	清新柠檬气息，爽朗怡人
化学成分	醛类70%、单萜烯15%、单萜醇5%、单萜酮3%、酯类
调油搭档	迷迭香、尤佳利、马郁兰、薰衣草、黑胡椒、芫荽、罗文莎叶
疗愈性质	安抚镇定、消炎收敛、消炎杀菌、缓解高血压、肠胃道保健、开胃

————————— ◆ **疗愈目标** —————————

消化系统

抗病毒、抗感染，开胃、调理消化系统机能（尤其是十二指肠溃疡、肠胃炎、消化不良）

神经系统

安抚镇静、提振副交感神经，舒缓情绪，缓解焦虑、躁郁、压力、失眠等症状

免疫系统

抗菌、抗感染，提振人体免疫机能

循环系统

增强心脏功能，缓解心悸、心律不齐

————————— ◆ **安全规范** —————————

注意使用剂量，过量恐导致皮肤刺激不适

【 情绪洞悉 · 释放 】

欢愉舞跃，引领身心沐浴在阳光下。

Lemon Verbena

柠檬马鞭草

拉丁学名: Aloysia citriodora

柠檬马鞭草拥有跳跃愉悦的柠檬香气，是最受欢迎的气息之一。那地中海气味带着夏日的清新微风，吹动着柠檬馨香、丝丝缕缕悠游飘荡着，也同步释放了疼痛的囚禁，并筑起舒适镇静的舒心堡垒。

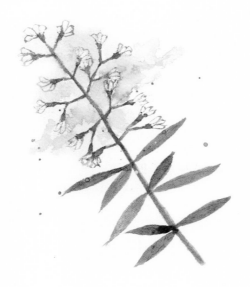

🜋 **精油**

植物科属　马鞭草科过江藤属

萃取部位　叶子、全株（蒸馏）

气味强度　前中味

香气特征　清新柠檬混合草叶香气

化学成分　醛类42%、单萜烯18%、倍半萜醇4%、氧化物4%、倍半萜烯2.5%、单萜醇＜1%

调油搭档　薰衣草、紫檀、茶树、依兰、马郁兰、尤加利、绿薄荷

疗愈性质　消炎止痛、抗感染、强效镇静、滋养胆胰、促进消化、缓压助眠

---------- 🍂 **疗愈目标** ----------

消化系统

消炎、解毒（肝脏）、抗感染（大肠杆菌、疟疾），利胃、助消化

神经系统

舒缓神经、强力镇静，缓解情绪性相关症状（牛皮癣、疱疹、高血压、失眠、紧张焦虑）

心血管系统

调理情绪、养护心脏

---------- 🍂 **安全规范** ----------

具光敏性，宜低剂量使用并注意其致敏特性

【情绪洞悉·专注】

清新提振，身心顿时舒畅。

Clove Bud

丁香

拉丁学名: *Eugenia caryophyllata*

丁香具有强大预防感染的能
力，早在欧洲瘟疫时期，丁香
的防卫保健能力已崭露头角，
其强力杀菌、止痛的特性，在
它独特不容忽视的香气里完全
表露，捍卫着自己的领土、更
有不容动摇的信念。

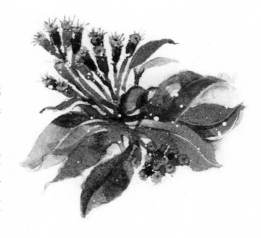

● **精油**

植物科属	桃金娘科蒲桃属
萃取部位	花苞（蒸馏）
气味强度	中味
香气特征	微甜、略带刺鼻药草气息
化学成分	酚类82%、脂类8%、倍半萜烯5%、单萜醇2%、氧化物＜1%、醚类＜1%
调油搭档	黑云杉、山鸡椒、欧薄荷、白千层、葡萄柚、姜、桦木
疗愈性质	强力抗菌、抗感染、止痛（麻醉）、提振身心疲惫、缓压抗抑郁

--- ● 疗愈目标 ---

神经系统

止痛（偏头痛、压力型疼痛、牙痛）、缓解病毒型神经炎症、平衡中枢神经

消化系统

止痛、杀菌、抗感染（阿米巴原虫），健胃整肠（胃炎、肠炎、病毒肠胃炎、食物中毒）

免疫系统

消炎（膀胱炎、尿道炎、输卵管炎、呼吸系统炎症）

肌肉系统

止痛（协助乳酸代谢），缓解风湿性关节炎、一般性关节炎、筋骨损伤、肌肉韧带损伤

其　　他

强化子宫

--- ● 安全规范 ---

孕期禁用。低剂量使用，恐致皮肤、黏膜刺激

【情绪洞悉·消炎】
奠定信念、点燃热情活力。

Cinnamon

肉桂

拉丁学名: Cinnamomum zeylanicum

肉桂是历史悠久的暖心香料之一，用以烹调、搭配茶饮，陪伴人们度过寒冬，提振生命的动力、鼓舞前行的力量与勇气，只为跨出新生、开拓全新的旅途。

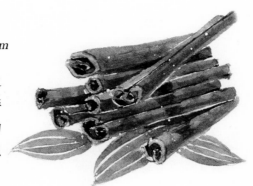

🌢 **精油**

植物科属	樟科樟属
萃取部位	树皮（蒸馏）
气味强度	前味
香气特征	蕴含木质馨香略，带辛辣味，给人温暖实质感受
化学成分	酚类＜75%、脂类8%、倍半萜烯6%、单萜醇＜5%、氧化物2.5%、单萜烯2%、单萜酮2%
调油搭档	安息香、乳香、广藿香、生姜、薰衣草、迷迭香、穗甘松
疗愈性质	抗菌、抗抑郁、胃肠保健、呼吸保健、止痛、促循环、催情

♦ 疗愈目标

免疫系统

抗菌（尤其是大肠杆菌），可提升免疫功能（活化淋巴细胞及嗜菌细胞）

消化系统

暖心暖胃。促进消化机能、增进肠胃蠕动、消胀气

肌肉骨骼

止痛（经痛）、活络血液循环、缓解紧张不适、增强乳酸代谢

皮肤系统

促进体表循环

其　　他

催情、滋补身心、改善手脚冰凉

♦ 安全规范

1　强烈红皮剂

2　过量易造成肌肤刺激及肾脏受损，因此需注意调配剂量

3　婴幼儿、孕产妇、体虚者禁用

【 情绪洞悉 · 跨越 】

热情洋溢绽放新生，跨出崭新路途。

Fennel, sweet

甜茴香

拉丁学名：*Foeniculum vulgare*

甜茴香是伞形科植物的代表，有着孕育新生的强大助力。茴香那独特甜美的香气，调节激素与神经，更有着疏通消化的绝妙动力，带给身心安适的莫大欢愉。

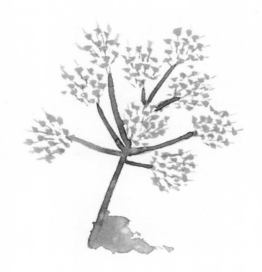

🌢 **精油**

植物科属　伞形科茴香属

萃取部位　干燥种子（蒸馏）

气味强度　前中味

香气特征　气味香甜充斥味蕾，混合香料植物气息

化学成分　醚类＞75%、单萜烯18%、单萜酮3.5%、氧化物4%、单萜醇3%

调油搭档　花梨木、山鸡椒、柑橘、罗勒、土木香、檀香

疗愈性质　健胃整肠、抗肌肉痉挛、麻醉、通经、催乳、呼吸调理、增强免疫

───────── ● 疗愈目标 ─────────

消化系统

促进消化酶分泌、促进肠胃蠕动、祛风消胀、抗痉挛、助肝利胆、促胆汁分泌

肌肉、骨骼系统

止痛，缓解肌肉痉挛，具麻醉特性，缓解痛风、风湿

呼吸系统

良好的杀菌与祛痰功效，对神经性紧张而引发的呼吸困难、气喘、咳嗽或一般感冒、支气管炎等有效

生殖系统

具类雌激素特性，可协助通经或用以调经，缓解痛经、经前症候群与更年期不适。其内分泌腺体提振特性可以促进乳汁分泌、调节压力型闭经

心血管系统

促循环、滋补心脏，利尿、消水肿、协助舒缓橘皮组织、静脉曲张

───────── ● 安全规范 ─────────

1   婴幼儿、孕妇、妇科疾病患者、癫痫患者禁用

2   具神经毒性，故不宜长期或高剂量使用

【 情绪洞悉 · 孕育 】

疏通圆融，调节孕育生机。

Nutmeg
肉豆蔻

拉丁学名: Myristica fragrans

肉豆蔻是生长于热带地区的香
料和药用植材，果实熟成蹦开
即可闻到那暖心暖身的绝美香
气，有着独特的气息，孕育收
拢着心底确切的爱意，温暖甜
美，真实开拓专属于己的个人
魅力。

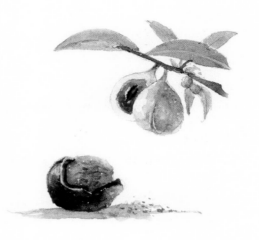

🌢 **精油**

植物科属	肉豆蔻科肉豆蔻属
萃取部位	干燥磨碎种子（蒸馏）
气味强度	前味
香气特征	气味辛辣强烈、蕴含麝香气息
化学成分	单萜烯70%、醚类15%、单萜醇12%、酚类<2%
调油搭档	乳香、甜橙、黑胡椒、迷迭香、广藿香、芫荽、广藿香
疗愈性质	滋补、醒脑、通经、抗痉挛、健胃补身、抗感染、抗氧化

◈ 疗愈目标

循环系统

协助循环、滋补心脏、提振活力

生殖系统

滋补（缓解性冷淡、阳痿），有助子宫收缩，协助顺产，类雌激素（缓解经期混乱、经前症候群、痛经、更年期等不适）

神经系统

滋补神经，调节中枢神经系统，止痛（轻微麻醉），抗痉挛

消化系统

开胃、抗感染（寄生虫）、消炎、协助促进肝细胞再生、止泻、助消化

肌肉、骨骼系统

缓解肌肉疼痛、痛风、关节炎、扭伤、疲劳酸痛

◈ 安全规范

不宜过量使用，尽管多方证实其含有的肉豆蔻醚可以协助对抗肿瘤，然而也有研究显示其含有的黄樟脑成分可能致癌

【情绪洞悉 · 滋养】

松动冥顽旧守，温润激活开拓。

Elecampane

土木香

拉丁学名: Inula graveolens

土木香是全世界自古通用的草药，它惯有的伤药特性，赋予身心全面极致的疗愈。拥有绝佳的菊科修护特质，不仅提振精神，更能稀释黏液且疏通身心阻塞。

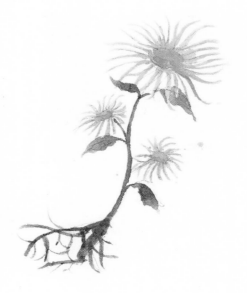

💧 **精油**

植物科属	菊科旋覆花属
萃取部位	干燥根部或全株
萃取方式	蒸气蒸馏法
气味强度	前味
香气特征	大地土壤合并青草气息
化学成分	酯类52%、单萜醇9%、单萜烯8%、倍半萜醇6%、内酯类<3%
调油搭档	乳香、柑橘、没药、檀香、马郁兰、岩兰草、黑云杉
疗愈性质	保护呼吸道（温暖、清肺）、声带，抗凝血，促进体液循环，利胆，催情，调制香水

—————————————　◆ 疗愈目标 ◆　—————————————

呼吸系统

滋补、修复黏膜、使呼吸道畅通、止咳化痰，抗呼吸道感染（黏膜炎、
支气管炎、鼻炎、扁桃腺炎）、缓解气喘（支气管舒缓）

消化系统

祛风、助消化、缓解肠道不适（便秘）

循环系统

补强心脏、降血压、调节心律不齐

—————————————　◆ 安全规范 ◆　—————————————

1　极易引起皮肤过敏反应

2　婴幼儿、孕妇、哺乳期妇女禁用

【情绪洞悉·安定】

让生命在慢节奏生活中感知馥郁抚心滋长。

图书在版编目（CIP）数据

情绪芳疗：精油助你摆脱负能量 / 郑雅文著 . —
北京：中国轻工业出版社，2025.1

ISBN 978-7-5184-3744-3

Ⅰ.①情… Ⅱ.①郑… Ⅲ.①香精油—疗法 Ⅳ.
① R459.9

中国版本图书馆 CIP 数据核字 (2021) 第 233178 号

版权声明：

本著作中文简体字版经北京时代墨客文化传媒有限公司代理，由远足
文化事业股份有限公司（幸福文化出版）授权中国轻工出版社有限公司独
家出版、发行。

策划编辑：钟　雨　　责任终审：李建华　　整体设计：锋尚设计
责任编辑：钟　雨　　责任校对：朱燕春　　责任监印：张　可

出版发行：中国轻工业出版社（北京鲁谷东街5号，邮编：100040）
印　　刷：北京博海升彩色印刷有限公司
经　　销：各地新华书店
版　　次：2025年1月第1版第2次印刷
开　　本：710×1000　1/16　印张：15.75
字　　数：200千字
书　　号：ISBN 978-7-5184-3744-3　定价：80.00元
邮购电话：010-85119873
发行电话：010-85119832　010-85119912
网　　址：http://www.chlip.com.cn
Email：club@chlip.com.cn
版权所有　侵权必究
如发现图书残缺请与我社邮购联系调换
242464S6C102ZYW